CARE

Good Care ,
Good Living

CARE
Good Care ,
Good Living

CARE

Good Care ,
Good Living

CARE

Good Care ,
Good Living

CARE
Good Care ,
Good Living

care 27

感冒應該看中醫

作　　者：賴榮年
插　　畫：小瓶仔
責任編輯：劉鈴慧
美術設計：何萍萍
封面設計：顏一立
法律顧問：董安丹律師、顧慕堯律師
出　版　者：大塊文化出版股份有限公司
　　　　　台北市10550南京東路四段25號11樓
　　　　　www.locuspublishing.com
讀者服務專線：0800-006689
TEL：(02) 87123898　FAX：(02) 87123897
郵撥帳號：18955675
戶　　名：大塊文化出版股份有限公司
版權所有　翻印必究

總 經 銷：大和書報圖書股份有限公司
地　　址：新北市新莊區五股工業區五工五路2號
　　　　　TEL：(02) 89902588 (代表號)　FAX：(02) 22901658
製　　版：瑞豐實業股份有限公司
初版一刷：2013年9月
初版五刷：2018年2月
定　　價：新台幣300元
ISBN：978-986-213-453-5
Printed in Taiwan

感冒應該看中醫

作者：賴榮年

這本書，我清楚的分享：
大家普遍忽略的小感冒，
卻是影響健康甚巨的慢性疾病推手，
心中甚感愉快！

這對現代醫學而言，
是全新的觀念，
算是我多年從事中西醫整合醫療的一個註解吧！

更重要的是，
謹以不捨的心祝福——
所有的大朋友、小朋友，
早日擺脫反覆感冒之苦，
身體都健康，平安喜樂！

目錄

序

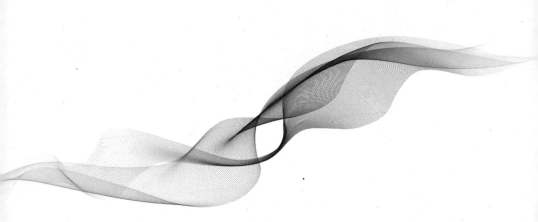

好一點的藥

賴榮年 / 序

　　在門診，會聽到父母們爲了家中有過敏兒、氣喘兒或咳嗽醫不好的病情非常心疼與苦惱，眼看著小孩一會兒咳到吐，一會兒又喘、或發燒到無法上學，父母也要請假在家中陪，更糟的是，病情突然變化到支氣管炎、肺炎或重度氣喘而需要住院，眞是全家總動員的焦頭爛額窘境。

　　父母到處打聽尋求各大醫學中心或兒童醫院相關科別醫師，只要有人說這醫師還不錯，立刻掛號排隊，到處奔波；天下父母的用心良苦，很多人都可以寫一本厚厚的「千里尋醫記」了，儘管這麼努力幫孩子求醫問診了，輾轉到我門診，還被我說：「過敏兒、氣喘兒、咳嗽醫不好，父母要負大部分的責任！」讓很多父母當場既疑惑不解又喊冤枉！

　　世上有太多的事情，不過就是「千金難買早知道」，

即便是我行醫近三十年，自己也照顧三位子女長大，臨床的歷練，讓我將這些中醫經典古籍融會貫通外，加上這期間亦經台灣大學公衛學院，嚴謹的碩、博士人群觀察研究訓練，並長期醫治超過二十萬人的大量病例中，逐步驗證古籍的精髓，比較出中醫與現代西醫學接受治療用藥後反應的差異，才有這本書的一些心得。

這本書裡，點出了許多現代醫學用藥的弱點及盲點，又將中醫藥療法的千年觀點說得非常清楚；那感冒應該看中醫就對了，不就是正確答案了嗎？其實並不完全對。現代醫學的用藥，其實是很嚴謹的，一如我書上所言，加拿大政府會管制小孩服用的退燒藥，需經醫師處方一樣，國內醫療照護的西醫同仁，都了解加拿大政府的道理及本書中所提處方副作用的問題，而小心因應；但一個常見的情形是，當父母們看小朋友感冒發燒或咳嗽，好像有愈驅嚴重的情形時，也不管剛服了從小兒科、家醫科或耳鼻喉科的處方，就趕快加碼用退燒或止咳的成藥，或再回去門診要求用「特效」一點、好一點的藥，自費也沒關係，甚至換一間醫院或診所看診。

身為父母，一方面以為如此一來小孩子就不會那麼不

舒服，而在燒退了或咳嗽緩和了之後，就以為是對小孩子好，隔天父母們也可以安心的去上班，或許小孩也能去上學了。一代傳一代的父母，大多習慣沿用這樣的方式來看待感冒的治療，小孩長大為人父母，當然依樣畫葫蘆，自己感冒了，求醫問診心態也大同小異。

殊不知對治感冒發燒、咳嗽等症狀，現代醫學用藥，不是針對殺死致病病毒的處方，因此需要時間讓這個病程過去。能快速退燒或止咳的藥，實際上不是「好」一點的藥，反而可能是「不當」的藥！

十八年前，我還是專職的婦產科西醫時，接生、開刀、值班，忙起來，真的有些時候，自己小孩生病了也無法好好照顧，我太太就常自己帶小孩去看我在陽明醫院工作認識的好朋友，他是留日的博士，也是前任陽明醫院的小兒科主任。但我太太就常抱怨：「你那麼忙，常不在身旁，小朋友吃藥也沒什麼明顯的好轉，燒還在燒，咳也還在咳，還交代如果燒超過 39 度半，才可以用一點退燒藥。」對於沒有醫療背景的她，總覺得療效欠佳，且壓力

很大。我太太一樣會唸：「感覺好像每次感冒，實際上都是小孩子自己好的，如果不是你極力推薦，我早就換醫生了。」

　　我太太的反應，也像大部分父母們的憂慮，當碰到不亂用特效藥的好醫生時，不免會心生懷疑，閒聊時我問這位小兒科主任好友：「這樣順著病程走完的醫治，不擔心病人會跑光光嗎？」幸好他很堅持，沒有被台灣跑掉的父母們打敗，由於他精通日語，因此仍是天母地區日本籍媽媽們看小兒科疾病，首選與死忠的開業醫師。

　　我的這位好朋友與目前各大醫學中心小兒科，治感冒發燒或咳嗽的開藥模式是很類似，民間的開業醫，有的就會因應台灣父母們的需求，研發出「好一點的藥」。記得近三十年前，我剛取得執照的第二年，在到醫院婦產科上班前，因為一些開業的老前輩忙不過來，因此有一些機會到三重、新莊、中和等診所兼差賺買車錢，有些老前輩有「私房秘方」，對像我這種剛接受過大醫院訓練的年輕醫師而言，是很新鮮的。去老前輩的診所幫忙，當然要依循老前輩的作法，以保持他的診所「很有療效」的聲譽，很多病症都有「好一點的藥」開方模式。其中有一個我記得以

感冒發燒或咳嗽爲目標，特別有效的處方，就是除了傳統的退燒或止咳藥外，搭配廣效型的抗生素及類固醇，療效百發百中！

用抗生素治病毒性感冒當然不對，但對於可能會有細菌感染的疾病，先預防著用是他們設計這種處方的想法，而對所有病症都會轉好的類固醇，俗稱「美國仙丹」，強力壓制病人的免疫，因爲沒抗病毒反應，也就沒有發燒、咳嗽這些人體抗發炎的症狀了。而萬一病人的免疫力太差，衍生出細菌型感冒也不用擔心，反正抗生素已在服用了。

這些「用好一點的藥」似是而非，非正統西醫的理論，顯然有不少的父母們買單！在這點上，父母們必須有清楚的了解及認知，有不少的父母誤以爲，表象上迅速又有效的幫孩子度過這次的感冒發燒或咳嗽，這醫師看診效果不錯。但卻同時爲他們的小孩，打開一扇通往過敏性鼻炎、氣喘或慢性咳嗽……反覆糾纏、醫不好之門！或許有父母會抗議：「我們絕對都找最正規的醫師看診、照顧，治療也沒有特別求快，一定謹遵醫囑，過敏原也查了，綠建材也用了；被套、枕頭全部都是防塵蟎等級的，但孩子仍成

為過敏性鼻炎、氣喘或慢性咳嗽醫不好的小孩，真得很冤枉！」

　　我相信很多好的小兒科、家醫科或耳鼻喉科醫師，可能也會跟我一樣，要求小朋友要多運動，只是「說者有心，聽者無意」。認真一點的父母可能會說：「有哇，我們禮拜六、日或假日都會去爬山。」不過，父母們如果看完書中我對這類小朋友體質的分析及解釋後，恐怕要再重新思考：如何調整生活作息，才能達到我說可以「根治」這些疾病的境界。

　　我一直是個追求醫療現況好要更好的人，無法滿足來求治的病人，懊惱之餘，是我追求更寬廣中西醫併治思維、改變現有醫療框架的出路，對病人來說，治病才有可能突破，才有可能創新，才有可能超越。從現代醫學到傳統醫學，從科學知識到民俗傳說，從純化的西藥到民間偏方，是這二十多年來，我為了探尋更好醫療技術的軌跡。這心路歷程，就像是登山者，僅聽到自己呼吸聲般的，孤寂的曲高和寡！因此，我常教導我的學生及自勉，面對病人的問題，要有開放的胸襟及視野，哪些治療方法可以讓病患最快痊癒、花費最少、最沒有副作用，但這件事「需

要時間」、「堅持理想」，是需付出寂寞代價的。

　　讀者或許會納悶，以我的訓練及養成過程，成爲中西醫婦產科整合的專家，但爲什麼寫「感冒」這個主題呢？從西醫培訓的專業角度，的確「感冒」是小兒科、耳鼻喉科的領域，開始要動筆寫書前，我也是如此想，但當病人越看越多，看不好的病也越來越多時，再次翻閱古代的中醫經典《傷寒論》時，重新思考治病出路，豁然開朗！

　　畢竟《傷寒論》能流傳近兩千年，一直受歷代醫家鑽研，一定有其不朽的價值。果不其然，隨著時間累積看病經驗及對古籍的孜孜不倦，我悟出了中醫的「全人照護」，要將一個人的全身、過去及現階段的變化，一齊納入診斷及治療的考慮，是醫者的「基本功」修爲。

　　「風爲百病之始」的眞諦，原來看似小小的感冒，卻也直接的影響到筋骨、月經量、子宮肌瘤甚至於不孕，這眞是令我驚喜的驗證！感冒的發生、過程、變壞、影響除了小兒科、耳鼻喉科、胸腔內科相關肺系統的疾病外，還有婦產科，復健科、疼痛科、骨科的肌肉骨骼系統，甚至免疫科。從這個角度，我越來越會治好感冒相關的疾病，而且又強化了治癒婦產科的一些病症。

　　融會貫通的驚喜，不禁令我回想到初拜楊清福老中醫爲師，入中醫門接受他老人家教誨，老中醫們的經驗，是時間累積的寶藏，有時機緣不到、智慧未開，箇中醫理就是難明。中醫之所以難學，在於其富含大自然的哲理及優雅的「藝術特質」，我有幸徜徉於中醫的寶庫吸收、消化、揮灑，治病能得心應手，是我和病人彼此間最大的福分。

　　誠懇的提醒各位讀者朋友們，真的別輕忽不起眼的小感冒，看完這本書，希望大家在對感冒有不同認知後，健康能和大家長相左右，祝福大家！

第一章

中醫西醫看感冒
診察大不同

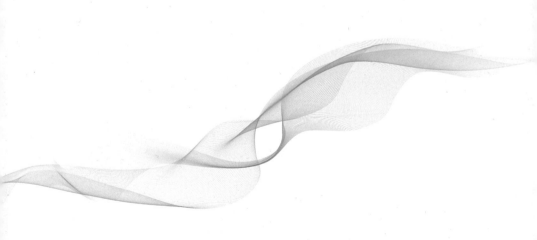

事出總有因

感冒是一種通俗的說法，一般西醫的診斷為「呼吸道感染」，而中醫的診斷則為「外感」或「外因致病」。

小孩對於急性呼吸道感染的反應和表現，比成人來得明顯，而六個月到三歲大的嬰幼兒，又比大小孩的症狀嚴重。小孩呼吸道感染的症狀有發燒、熱性痙攣、鼻塞、流鼻水、喉嚨痛、咳嗽及厭食、嘔吐或腹瀉等胃腸症狀；大人的症狀多半還有全身倦怠、無力、頸肩或全身筋骨痠痛、頭痛等。

人體在接受外來病源的挑戰時，對於有「交手經驗」熟識的病況，往往應變得比較好，表現出來的病程也相對的容易過關。六個月大以後的嬰兒，因為由母體給予寶寶的抗體隨著時間已漸漸減少，三歲之後進入托兒所、幼稚園和國小低年級，群體生活接觸致病的機會增加，感冒症

狀往往來得強烈又嚴重。

感冒症狀的來勢洶洶與否，並不代表殘留的後遺症較多或預後較差；以老人家為例，感冒初期一樣是輕微的濾過性病毒感染，但由於免疫力、抵抗力較弱，因此表現的症狀看來似乎並不嚴重，但實際上在看似還好的病情表象下，感染已由上呼吸道悄悄的往支氣管及肺泡發展，脆弱的呼吸道環境越來越合適細菌的滋長，當病程一旦拖長，動輒是肺炎、下呼吸道感染相關的菌血症、敗血症等接踵而至，而使得十多年來，呼吸道系統病症皆為十大死因之列，並有排名逐步上升的趨勢。

看似簡單的感冒，潛藏意想不到的病根

從健保局的相關資料顯示：呼吸道感染是國人各年齡層就醫最頻繁的疾病。國外的研究則顯示：成人每年平均約有 2-5 次感冒，至於小孩則平均有 6-10 次的感冒，老人、營養不良、居住在人口過於密集地區的人群，都有比較更高的發病頻率。

台灣人口有四分之一集中在大台北地區，可以明顯理解到不是台灣人愛感冒生病，或是愛看病，而是人口過於

密集，明顯的比外國就診次數及頻率高很多。如果沒有妥適處理，衍生相關的疾病及醫療支出就更可觀。感冒這件事，大家平常很容易輕忽它，但國人的十大死因中與感冒高度相關的病症，就佔了兩名，肺炎及下呼吸道感染；在2013 年，肺炎甚至於竄升到十大死因的第四名，成為兇猛的健康殺手。

大家或許會疑惑，隨著醫學的進步，但各種鼻炎、咽炎、支氣管炎、肺炎、氣喘、腸胃型感冒、流行性感冒、SARS、H5N1、H7N9 等等卻層出不窮，每年為了防止疫情擴散、疫苗開發、備量，宛如大規模作戰。這些在中醫學中，被歸屬因「風」而起的疾病，不僅讓全世界的西醫非常忙碌且疲於奔命，但對超過千年與這類疾病交手的中醫治療學，相對累積了許多兵來將擋、從容、穩妥的應變方案。

「風者，百病之始也！」為什麼中醫學會這麼立論？因為看似稀鬆平常的感冒，常無聲無息的混入體內，攻城掠地剝奪你我的健康。感冒不當回事，或誤以為不舒服的一些咳嗽、頭痛、流鼻涕症狀，有得到舒緩就算「差不多、應該快好了」，而沒有做徹底的治療，因此很多意想

不到的慢性病，在臨床實證上追根究柢，竟是因感冒沒有徹底治療好而起。

主導恢復健康，還是個人的自癒力

如果一個人的體質好，自癒力強，感冒也許不用看醫生，可能睡睡覺、喝喝水、多休息，感冒也會好。對自癒力強的人來說，偶爾感冒了，理論上醫師只是在協助病人做症狀的紓解，因為主導恢復的，還是得靠病人本身的自癒力。所以不論病人選擇看中醫或西醫，這個道理基本上並沒什麼大的差異。

人體奧妙的自癒力設計，本來就時時在接受外來病原的挑戰，不斷的應變、調適與補強，這是常態，是為了要生存下去，身體必須要接受的考驗。看似簡單感冒的病原菌一旦入侵，我們的身體在短時間內，需要將各系統、器官可動用的資源做統整，準備應戰。這種動員身體內的備戰佈署，是超級精密、且經過數千年演化，絕對是最保全身體健康、同時將傷害降到最低的超完美設計。

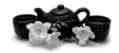

　　如果一位醫師，沒有衡量好患者的體質，了解自癒力舉足輕重的運作，不但病情不易痊癒，反而因傷及或破壞了病人的自癒能力，便會造成中醫學所謂的「失治」、「誤治」。

　　在門診，會遇到不少的民眾抱怨：「吃了西藥之後病不好不壞拖著，身體變虛、好像很損，整天很沒元氣，只好換中醫來看看有沒有辦法補回來。」

　　「固本培元」這方面，我認為是中醫治療學上的一大特色及長處，在治療病人的時候，不能一路追殺只管對付「病」或「緩解症狀」視為痊癒唯一的方法，病人整體的狀況，要做全面的考量。雖然西醫的診斷有越來越精進的趨勢，但治療學上仍多專注於「緩解症狀」，對於扶持自癒力、減少感冒發展為慢性發炎的療法，進步卻非常的有限，讓不同系統自癒力弱化後的病人，有針對性補強用藥的研究與努力，仍沒有太多突破性的進展，難怪各年齡層

感冒的人都在增加，難怪看呼吸道疾病的門診人滿為患，難怪呼吸道病症仍列入十大死因之中。中醫治療學上的「固本培元」觀念，我認為是一個值得好好發展的療法。

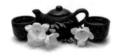

當感冒初起，採用現行的西醫支持療法看診，是冒著一定程度的風險：感冒會好是個人自癒力的功勞；不會好時，自癒力有可能被削弱而增加慢性疾病的風險，埋下日後更嚴重的健康地雷。

風者，百病之始也

　　中醫學有一句話：「風者，百病之始也！」近三十年的臨床經驗，我深刻的體認到這句數千年前，先賢醫家智慧的真知灼見，對現今的診斷及治療上的運用，仍價值無窮！

　　能「妙手回春」的中醫，一定很清楚「風」對人體所引發的各種連鎖反應，無非就是在「風」所表現出來的證狀，及其關聯性的各種病變，擬出一個「針對個人」、「客製化」的治療策略，幫助前來求醫的病人，治癒之外，甚至能幫病人解決不是感冒，卻有著不舒服纏身的各種疑難雜證。

　　中醫學所謂的「風」，既然對人體的健康有這麼大的影響，那我們肯定要好好認識「風」所指為何，才能驅吉避凶。《黃帝內經・素問》骨空論篇中提到「風者，百病

之始也」。認爲風邪是外邪致病的先鋒，常兼領其他的邪氣合而傷人，因而導致人體生病的情形最爲頻繁，因此會有「百病生於風」的說法。

寒暑始傷於皮毛，風邪直透於肌腠

清代名醫家張志聰，在《素問集注》中解釋：「夫寒暑始傷於皮毛，風邪直透於肌腠。風者，善行而數變，入於肌腠則及經脈，或爲熱中，或爲寒中，或爲偏枯，或成積聚，或入腑而生，或入臟而死，邪氣淫泆，不可勝論。」這段文意是說，當風從體表入侵之後，因風有見縫就鑽的特性，會因進到不同的經絡、腑臟，不論是化寒化熱，都會產生各種棘手的疾病多到不勝枚舉。

事實上不只是大自然的季節氣候變化，包括大熱天室內、室外因使用冷氣的溫差，都很容易讓我們的呼吸系統、毛細孔，容易應變不及而弱化，給了風邪有入侵的可乘之機。外來因素之外，中醫認爲來自「情志」的內傷，也就是現代人所謂的情緒起伏、壓力等，看診同時，也需被一併考慮是否也牽動著病情變化。

中醫在診斷一個人的生病，大致上將導致疾病的原因

分爲外感、內傷、不內外因；而本書所聚焦的感冒，乃屬
於外感的部分。當然外感、內傷、不內外因的三個病因，
會因彼此的關係而牽連出更複雜的病情。《黃帝內經‧素
問》舉痛論中談到九氣爲病：「怒則氣上，喜則氣緩，悲
則氣消，恐則氣下，寒則氣收，炅則氣瀉，驚則氣亂，勞
則氣耗，思則氣結。」我們以「喜則氣緩」爲例來做說明，
意思是人的情緒會影響到身體的防禦力；當一個人心情愉
悅、高興、欣喜之際，身體的氣是緩和的、鬆懈的、對外
界邪氣的抵抗力是差的、比較沒警覺的。若在氣緩狀態
下，遭受風邪入侵，所表現出來的病證，就會是外感、內
傷病因合在一起所致的疾病。

適度壓力，是臟腑彼此間的制衡

情緒牽動著病情變化，這是中醫學很細膩、特別的一
點，人人追求的喜樂心靈理想境界，在中醫看來並非是對
身體最佳的狀態。任何的情緒波動，都要懂得有所節制，
過與不及都不好，中醫學明白的警示：怒傷肝、喜傷心、
憂傷脾、思傷肺、恐傷腎，以暴怒傷肝來說，是大家耳熟
能詳的常識。因此可以理解，爲什麼近年來精神科研究長

壽人瑞的特質，發現適度壓力的承受，也是臟腑彼此間的一種制衡，有利於長壽及身體維持在相對的健康狀況。這樣的制衡之說，與中醫學所講究的陰陽消長、臟腑間彼此的相生相剋論述是不謀而合的。

中醫學的五行生剋之說，肝木生心火、心火生脾土、脾土生肺金、肺金生腎水、腎水生肝木；肝木剋脾土、脾土剋腎水、腎水剋心火、心火剋肺金、肺金剋肝木。換種說法，相生指的是彼此間的相輔相成，相剋則是彼此間的制約，讓臟腑各系統能充分分工合作，而不至於有太過或不及的失控發生。

人存活在自然界，依循四季更替與萬物一同感受「春生、夏長、秋收、冬藏」的變化，而大自然氣象中的風、寒、暑、濕、燥、火，是不同時節的氣候變化特徵，中醫學稱之為「六氣」。人對季節正常氣候適應能力是較好的，但氣象往往是天有不測風雲的異常，就會引發某些體質虛弱的人，因適應不良而得到外感。因此不論我們身處地球村的何地，都別疏忽了大自然中的風、寒、暑、濕、燥、火各種溫度氣候變化；謹防風邪的入侵。

風寒一旦入侵體表後，會因每個人的體質、各生理系

統、器官的強弱不同而衍生出各種不舒服、甚至拖延成慢性病的症狀。即便如小小感冒,在侵襲肌表時,若不能立刻攔截、徹底治好的話,常又隨著經絡深入體內,衍生出許多麻煩的疾病,造成五臟六腑的長期損傷重證。

西醫治感冒，
是支持療法還是壓抑療法

　　從人體的生理構造解剖、病理變化研究，加上各種顯微檢驗儀器的發明輔助，西醫發展出完全不同於中醫的診斷及治療模式。

　　以病因來說，中醫所謂的外感病因，是人身體在對抗外邪過程中「所表現出來的症狀」，比西醫的只看細菌或病毒，中醫師診治的思考層面更廣，需審慎依「辨證論治」來回推敲再下診斷；西醫則直接透過如喉頭抹片等方式，用「檢驗儀器所呈現出的數據」來診斷，多數人覺得西醫的這種診斷是直接而正確的，非常值得信賴；卻忽略了中醫早於診斷之初，便先一步考量到「人體對這些病原的反應」，更深一層、直接面對後續的治療了。

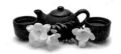

　　呼吸道在聲帶以上的感染，西醫稱之為「上呼吸道感染」，包括鼻炎、鼻竇炎、咽炎、中耳炎、扁桃腺炎、聲帶炎等部位及普通感冒、流行性感冒。至於感染部位到了支氣管或肺泡時，則稱為「下呼吸道感染」。

　　呼吸道有解剖及生理上的特性，譬如咳嗽的機制、氣管和支氣管分泌黏液與纖毛運動、分布其間的淋巴組織等等，提供呼吸道組織可能在受到外來物質傷害時的防禦。但當人體的抵抗力變差時，無法把外來的致病原在侵犯上呼吸道時就先解決，以至於節節敗退讓病原進入呼吸道深處，產生了下呼吸道感染的症狀。

　　多種不同致病原造成的呼吸道感染，其中以病毒佔大多數，尤其是上呼吸道的感染 90% 是由病毒感染所引起，超過 150 種以上的病毒會引起感冒，普通感冒致病微生物以鼻病毒（rhinovirus）最常見，此外還有冠狀病毒、腺病毒、克沙奇腸道病毒等。流行性感冒則可區分為 A、

B、C 三型，其中 A 型病毒所引起的流行性感冒，病人的症狀最爲嚴重，也常會造成大規模的流行。常見致病細菌有：溶血性鏈球菌、金黃色葡萄球菌、流行性嗜血桿菌、肺炎雙球菌等。普通感冒的鼻病毒，是因感染鼻子引起發炎而命名。常見的症狀有發燒、流鼻涕、鼻塞、喉嚨乾、咳嗽，有時伴隨有疲倦、頭痛、肌肉痠痛無力及胃口不好等症狀，不過會發燒，極度倦怠的症狀，還是較常發生在感染流行性感冒時爲多。

　鼻病毒是小核糖核酸（RNA）病毒，透過接觸呼吸道飛沫而快速感染，當病毒進入呼吸道 15 分鐘左右已開始感染黏膜細胞了，就好像一陣夾帶病毒飛沫的風，一吹過來就中招了，眞的很難預防。尤其是疲勞時受了涼，更會增加鼻病毒感冒的發病機會；一般被感染約兩天內會出現感冒症狀，雖然曾有藥廠研發抗感冒病毒的藥，但截至目前爲止，仍因副作用及抗藥性等問題而沒有成功問世。

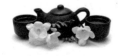

最有效的對抗感冒方法，仍是人體自己所產生的病毒

抗體！因此目前治感冒的藥，主要在於對症狀的療法，也就是支持性療法。這些藥都不能使感冒早一點好起來，只是在症狀上盡量減輕，使感冒過程會比較舒服一點。

　　簡而言之，感冒之所以會好，主要是靠患者自己的抵抗力。因此可以發現西醫對感冒症狀的觀察及描述，並沒有比數千年前的中醫古籍記載詳細，對感冒病因的診斷，西醫雖然直接又正確；但在治療上的對治病毒性感冒，多年來並無長足的進展。支持療法，不是直接對付病毒體，而是經由大量的休息，水分、電解質補充和症狀治療，讓病患更有體力去自行消滅病毒體。

　　個人贊成感冒時多喝水或補充一些電解質對感冒有些幫助，但臨床看來，症狀緩解的成效是有限的。倒是「點滴」或「輸液」，個人認為是西醫療法中一個很棒的發明；直接透過血管，不經過腸胃道強迫身體補充水分及電解質，避免在感冒疲倦、胃脹時，又要灌下一堆水的不舒服。「點滴」或「輸液」，實質上有效的在感冒過程中明顯舒緩疲倦、痠痛等症狀。不過老人、嬰幼兒之外，大多數的人要上班、上學，打「點滴」需要一隻手不能動、乖乖

的在病床上躺上兩個小時，並非那麼方便可行，因此找西
醫服用西藥或成藥來緩解症狀，變成被大家所接受、最方
便可行的辦法。

西醫的支持療法不是直接對付病毒

西醫的支持療法就是症狀緩解，而不是直接對付病毒
體，有鼻子不舒服，可能便採用抗組織胺（antihistamines）
來緩解鼻塞或是流鼻水的症狀；如果有頭痛，可能就是吃
類似普拿疼等消炎止痛藥 analgesics、antipyretics，如
ibuprofen、acetaminophen/paracetamol，去止頭痛，或
者鬆弛全身僵硬痠痛的肌肉、紓解疲倦等的療法。

但是，看來最方便、可行的療法，是真正製造問題的
療法。加拿大政府嚴格限制六歲以下的小孩，不能服用上
述成分成藥（over-the-counter cough and cold medicia-
tion），要開立治療感冒的西藥，一定是醫師處方、且有
許多的提醒及限制。理由是衡量這些藥物對治感冒的效益
不大，且可能因藥物的副作用，造成的傷害不小，加拿大
政府因而有此限令。

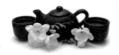

　　觀微知著，西醫的「支持療法」並非如其名的支持一個人的虛弱身體、幫忙症狀的緩解，只是欺騙身體免疫反應的結果；而不是支援身體免疫去抵禦外邪。

　　科學研究初步的認定是：治療感冒這些藥物，所產生的免疫抑制反應，對一般健康人應無安全性的疑慮，但對於免疫弱的人或服用抗免疫製劑的人，仍擔心這些西藥「支持療法」的副作用，對身體所造成的反應。

　　我對於這個結論抱持保留態度，應改為：對一般健康人偶爾服用一兩次，應無立即安全性的疑慮，但仍需病後充分運動，喚醒不知是否有被傷害到的身體防禦能力。至於免疫弱的人或服用抗免疫製劑的人，請不要碰這些藥物，應積極考慮採用中醫藥的療法為宜。

這類很容易買到的成藥

　　或許大家已習慣了服用普拿疼、阿斯匹靈等藥，還是

希望讀者朋友多了解一下藥理，畢竟這些藥買起來真的很
方便；很難不在未來的日子，在某些特定的情形下會服用
到。身體受到病毒感染時，會產生很多不舒服的症狀如疼
痛，便是一種自覺性的症狀提醒，當組織受傷害時，將這
類不愉快的感覺訊息傳到視丘，而產生疼痛的感覺，也等
於是身體受傷害時所發出來的一種警訊。這些看似很能緩
解症狀的療法，我們先來了解一下這類藥物：

● 止痛劑（**Analgesics**）

是一常用於感冒的藥物，大致可分為麻醉性止痛劑和
解熱性止痛劑，目的是阻斷痛覺傳導路徑，使疼痛的訊息
不要傳遞到大腦皮質。

● 解熱性止痛劑（**Antipyretics**）

具有止痛、退熱和抗發炎的功能，為非類固醇消炎止
痛藥（non-steroid anti-inflammatory drug; NSAID），藥
理機轉不同於類固醇消炎藥和麻醉性止痛劑。這類藥物的
止痛效果較麻醉性止痛劑弱，但不具成癮性、不會產生呼
吸抑制作用。

● 阿斯匹靈（**Aspirin**）

含 acetylsalicylic acid，是使用最久的解熱止痛劑，

用於解熱、止痛、抗發炎、抑制血小板凝集，因此同時也大量運用於老人的預防中風及心肌梗塞等疾病。對於感冒症狀的緩解，阿斯匹靈的確是一有效率的老藥，但可能部分的人有嚴重的過敏，某個程度上限制了它的使用。阿斯匹靈常見的副作用就是胃不舒服、胃痛、胃酸逆流等，並有胃潰瘍、嚴重出血、缺鐵性貧血等比較嚴重的副作用發生。

中醫講究「脾胃」為後天之本，治任何病的過程都需顧及到脾胃的機能功用，不能為了治好一個病，傷害了這一輩子的健康根源。更何況如果只是為治好一年可能會有兩三次的感冒，而破壞了每天要腐熟五穀、萃取食物精華成為身體營養，又與我們身體免疫系統高度相關的脾胃系統，那就真太不值得了。

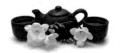

中醫在治病上高明的作戰策略，是每次與病邪作戰都同時要顧及保本，很快戰勝病邪固然重要，還需同步、隨時保留足以東山再起的本錢，我個人認為這才是治病的最

高境界。

　　阿斯匹靈另一個出名的故事，是雷氏症候群（Reye's Syndrome），早期有些感冒發燒的病人，在治療後突然幾天之內病情惡化而死亡。一開始追蹤生病的過程找不到任何明顯的死亡原因，直至 1963 年澳洲醫生 Dr. Reye 發現這些死亡者有許多共同點，包括肝臟及腦細胞都有明顯的脂肪病變，肝臟腫大、腦壓增加，而且這些患者在治療過程中都服用了阿斯匹靈來退燒。Dr. Reye 認為這是一種與阿斯匹靈再加上某些特殊病毒相互作用的病變，其真正原因迄今仍然不明。後經醫學界證實了此種說法，並把這種情形定名為 Reye's Syndrome（雷氏症候群），所以會建議孩童的感冒發燒，應避免使用阿斯匹靈。這應可算是西醫對病因的診斷，雖然直接、正確，但在治療用藥上還是有盲點的一個歷史悲劇。

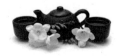

　　西醫在用藥時，是根據「抗發炎的藥理作用」，而不

是人體在對戰病程中，所表現出的反應及症狀；而這些所表現出的反應及症狀，才是中醫師了解病患身體免疫強弱最重要的情報。畢竟這些西藥都不是直接對付病毒體的，反而是壓抑我們自身免疫的作用。

因此當感冒症狀得到緩解，到底是病患已經更有體力的去自行消滅病毒體？還是免疫被打趴了，無法再發出身體警訊，而使得身體有部分機制受到傷害而殘留長期「感冒沒好完全」的慢性病症？這從西醫的理論及診斷學的觀點，目前是無法預知的。

中醫師由於常常接觸到拖了一段時間「感冒沒好完全」的病患求診，在中醫的歸類中這樣的狀況屬於「壞病」！什麼是「壞病」？在古代是指中醫師診治一個病，沒有辨證清楚，結果用藥後衍生長期後遺症的情形，這類西藥的壞病很多，當病人轉尋求中醫治療時，中醫師可以清楚知道，眼前這位病人體質上的偏虛、或偏濕、或多痰飲等問題夾雜所發展出來的「壞病」，是從何而來。

Acetaminophen 是抑制中樞前列腺素的合成，具有解熱、止痛的作用，也就是大家熟知的普拿疼，是應用於中

度疼痛的解熱性止痛劑。這類藥物對周邊組織前列腺素的抑制作用較微弱，也沒有明顯的抗發炎作用，且不影響血小板的功能及尿酸的濃度，副作用較 Aspirin 少很多。因此當病患有胃腸不適或是孩童病毒感染時，Acetamino-phen 便成為較佳的藥物選擇。但大家若誤以為它很安全，那就大錯特錯了，在大劑量長期服用下，可能導致昏眩、腎小管壞死，甚至致命的肝壞死。由王榮德教授以國內健保資料庫為研究材料的結果顯示，相較於六年內服用 Acetaminophen500 顆的國人而言，若有病人長期陸陸續續服用了 2000 顆 Acetaminophen，那他有四倍以上的風險成為洗腎病人。

中醫講究「腎為先天之本」，「腎氣」會隨著年紀而老化，中醫的養生之道中特別重視如何維護腎系統的正常運作，因為腎系統的失衡就是老化的代名詞，例如視茫茫、髮蒼蒼、齒牙動搖；皮膚、陰道乾燥；膀胱無力、頻尿、性功能或性慾下降、腎臟功能下降、骨刺、痠痛等皆是腎系統老化所直接表現的症狀。

因此不論診治任何疾病，就更需顧及到不要傷害人體先天的根源。腎臟雖然只是中醫腎系統的器官之一，但為

了治療經常性的感冒，而破壞了這每天要回收營養精華及排瀉掉身體廢物的器官，是因小失大、賠了夫人又折兵的錯誤。若只是為了圖方便，感冒頭痛、筋骨痠痛、流鼻水咳嗽時，立刻吃西藥的確可以快速緩解，讓人能繼續工作或上學，除此之外，西藥不是高明對治感冒病邪的好辦法。

中醫治感冒，
是順勢療法，眞正的支持療法

　　從西醫對感冒的療法有所認識後，讓我們再回頭看看中醫如何診斷、如何治療感冒的道理。

　　很清楚的一點是，中醫的診斷由於不是建立在精密檢驗儀器下所出來的報告，因此看感冒的角度完全依照病人所表現出來的各種症狀及徵兆。可以將這些「病證」看成是人體在對戰病邪過程中所表現出的反應症狀。因爲這些反應症狀，是忠實的呈現正邪兩邊兵力強弱、病情發展深淺，以及每一個病人，基於過去累積在身體各部位系統的自癒力強弱不同，所以在與病邪對戰的過程中，這些表露無遺的不舒服，對中醫師來說是非常重要的辨證。這種很立體、很多元的觀察病患，是中醫師了解病患身體免疫強弱最重要的判斷資料依據。

張仲景的《傷寒論》

約兩千年前的醫聖張仲景，完成了《傷寒雜病論》，簡稱爲《傷寒論》，這是中醫史上第一部理、法、方、藥具備的經典，明末清初大醫家喻嘉言稱此書爲：「眾方之宗、群方之祖」。張仲景被後世奉爲「醫聖」，《傷寒論》則被視爲中醫學的必讀經典之一，可以說是一本治療外感（即現今的感冒）專書。

《傷寒論》書中的方劑，用於數千年之後的現代，仍然是非常有效，令人讚嘆佩服不已。我個人多年來在臨床運用這些經方治病，常從病患的療程中見證到，被病人視爲多年的頑疾，在張仲景的處方下，連病人都覺得有「眞的就好了耶！」的不可思議。

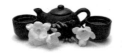

醫聖張仲景將感冒後，有沒有發燒？怕不怕冷？容不容易流汗？是頭痛或是肩頸強痛等做分類，並觀察出人體在對戰病邪過程中，依病體強弱的六個不同階段，分爲太

陽、陽明、少陽、太陰、少陰、厥陰等六經病程，又稱為
「六經辨證」，有很明確、不同對治的道理與用藥。

　　我是專門做流行病學的研究者，對《傷寒論》這部經
典之作，真是佩服得五體投地。張仲景生活在東漢末年、
三國時期；東漢末年，在史書上記載的大自然天災，就有
二十二起之多：像旱災、水災、海水倒灌、河堤決口、地
震、蝗蟲、風災、土石流，能夠想像到的自然界的災害，
禍不單行迭起而來。大災之後，必有大疫，加上群雄割
據、烽火遍野，大兵之後，也必有大疫，以至於《東漢會
要》記載著當時百姓「不死於兵，即死於病」。

　　張仲景自己在《傷寒雜病論》序裡說：「余宗族素多，
向餘兩百。建安紀年以來，猶未十稔，其死亡者，三分有
二，傷寒十居其七。」張仲景說自建安元年以來，不到十
年的時間，兩百多口的家族，死了三分之二，這三分之二
中，有十分之七的人，是死於傷寒病。

　　這裡所說的傷寒，是指外感病的總稱，「寒」字在古
代，有一個廣義的說法，就是泛指「邪氣」；而不是現在
西醫所說的「傷寒」。身為醫家，張仲景看到瘟疫橫行到

這種地步，他唯有積極應變、付諸行動：「感往昔之淪喪，傷橫夭之莫救，乃勤求古訓，博采眾方，撰用素問、九卷、八十一難、陰陽大論、胎臚藥錄，併平脈辨證，為傷寒雜病論，合十六卷，雖未能盡愈諸病，庶可見病之源。」

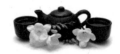

後世許多研究《傷寒雜病論》的醫家認為，這樣的禍不單行時代背景，對張仲景探索和防治疾病的因緣際會，是可遇不可求的鞭策。當時張仲景親眼見到許多病例的發展過程、醫療用藥的攻防，是最直接的流行病臨床人體觀察，是一般西醫在實驗室裡無法想像、也無法藉由動物實驗模擬揣測出來的珍貴實證。

用藥得同時顧及保本

當然隨著時代的演進，陸續對治外感的各種變化有了「溫病學說」，以及專門對治大量傳染病、流行性感冒等的「疫癘學說」。總而言之，中醫的診斷是很根據他所治療的

病人來量身訂製、分類；即使是不同的症狀組合，中醫師也能判斷出眼前這個病人，在感冒時有多少的自癒本錢，並根據病程不同階段、不同自癒能力，適切的給予治療，導引外邪由深而淺排出人體，並隨時注意不可過度治療而成爲「壞病」。

用藥得隨時顧及保本，以利因應各種突如其來的病情變化，依我看，這種深刻了解病勢並順勢而治的作戰策略，才是眞正的支持療法，是最高明治好病，又不殘留「感冒沒好完全」落下長期後遺症的最理想療法。

中西醫治病最大的不同，在於中醫讓病「怎麼來，怎麼去」，是製造一個讓身體防禦機能更強壯的自癒力，將造成感冒的風邪、寒邪、熱邪「驅逐出境」；而不是「疾病」與「被催眠的自癒力」相互較勁的硬碰硬對抗。

西醫看來簡單的感冒，
中醫卻認為是危害健康之最

　　大部分民眾感冒了，鼻塞、流鼻水、咳嗽，喉嚨有痰，會去看耳鼻喉科、內科或家醫科，若是小朋友感冒，家長還會特別去找小兒科看診。吃了幾天藥以後，沒有鼻塞、沒有痰、也沒有咳嗽了，西醫和病人都會認同感冒已經好了。可是，這樣真的就好了嗎？以中醫的角度來看，要觀察的層面還不少。

　　舉個簡單的例子來說，有些朋友雖然感冒時所有不適症狀經過西藥治療後，感覺都「解除」了，可是不久發現，小朋友怎麼變得很容易流汗？有些人發現自己不知怎麼了常常很容易犯頭痛？大部分人是不會把這些事與感冒聯想在一起，大多會將頭痛歸因於最近因為工作壓力大，因此才會常犯頭痛。但中醫會很小心的透過望、聞、問、切做診斷辨證，是因為情緒、壓力等所產生的內傷頭痛？還是

外感風寒邪氣侵犯後沒徹底痊癒，造成無法自己排除的慢性頭痛後遺症？

感冒沒有完全好

西藥治感冒後，看似應該好了，但殘留慢性後遺症的比率，在我看來真的很高，中醫稱為「感冒沒好完全」。

西醫治感冒一旦看到急性感冒症狀被壓下來，一至二週沒有明顯症狀時，則認為感冒已經醫好，至於後續若有再犯輕微鼻塞、流鼻水、咳嗽，喉嚨有痰等的症狀，不認為與感冒病毒相關，則多將其歸類為慢性鼻炎、咽炎、支氣管炎等病名。

中西醫觀點大不同，中醫會認為：若前面感冒沒治好，當然感冒有的症狀會繼續表現在身體上，所以中醫看診完全依病人症狀來辨證論治，不考慮是病毒引起的症狀，或是身體與病毒對戰後所遺留下的斷壁殘垣；這是中醫治療學上非常高明之處。急性感冒或慢性症狀，這兩者當然是一連貫的事件，中醫在處方用藥加減上，是有一定的脈絡可循的。

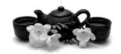

　　中醫高明之處，在於從一開始對治急性感冒時，便判斷病人在不同病程時，所呈現的自癒能力，借力使力適切導引外邪排出，避免病人病情轉為慢性狀態，這也就是我為什麼主張「看感冒首選中醫」的道理。

　　可惜的是大家不明白這樣的原來如此，都是西醫看不好了，或拖久之後，已經處在不勝其擾的慢性病狀況了，才來找中醫求診調理，實際上對治感冒超過數千年的中醫，才是真正治感冒「能斷根」、快又好的高手。

感冒沒好完全的後遺症

　　讀者朋友或許已經開始理解，原來感冒時會產生的症狀，若長期停留在人體，中醫都會視為「感冒沒好完全」，那豈不是涵蓋太多病了？

　　沒錯，除了上述慢性鼻炎、咽炎、支氣管炎等症狀，諸如長期鼻塞、晨起打噴嚏、流鼻水、鼻血、鼻涕倒流、

口乾、喉嚨有痰或異物感、喉嚨痛、聲音沙啞、咳嗽、經常性發燒等症狀，是大家比較容易理解與感冒沒醫好相關外，頸肩痠痛、全身痠痛、腰痠、頭痛、偏頭痛、頭暈、注意力無法集中、耳朵悶脹、眼睛乾澀、耳鳴等，也都歸屬於「感冒沒好完全」的範圍。

　　如果這些慢性病被置之不理，一直沒獲得解決根治，進一步將直接或間接所影響的健康問題還包括：肩關節炎、手麻、腰痛、下鼻甲肥厚、記憶力衰退、睡眠障礙、呼吸中止症、氣喘、慢性支氣管炎、經前症候群、頸肩骨刺、腸胃疾病、心血管疾病、各類如僵直性脊椎炎的自體免疫疾病。一個稀鬆平常，看來不起眼且可能還滿常見的感冒，後面卻牽扯這麼多相關的病症；試想，若不以中醫全面性思考做細細診斷，在急性感冒初起之時，就徹底的將風寒完全驅逐出人體，則後面一長串的連鎖反應將不會發生，如此一來，可減少多少病人的痛苦，及節省多少醫療的支出。

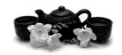

　　感冒會表現出來的症狀，是身體在與外邪抗爭過程的語言，傳達出每個人在不同階段、不同體質的戰況密碼給中醫師知道。表面上看似一樣的症狀，是感冒入侵人體後的冰山一角，背後蘊含著完全不同的病理機轉與形成原因，豈可輕易將之打包處理？

　　中醫臨床診斷、和後續的治療因應對策，將和大家一一說明，了解之後，當大家在門診看中醫師時，會讓彼此的溝通更能聚焦，達成共識。

第二章

鼻炎

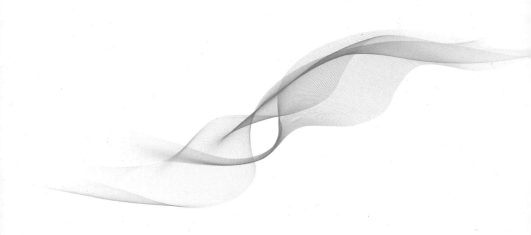

打噴嚏，人體第一道排毒反應

　　凡是鼻子內的任何發炎，統稱為「鼻炎」，而發炎的原因包括病毒、細菌、過敏、自主神經失調等。鼻炎的症狀包括鼻內發癢或不舒服、打噴嚏、流鼻涕（水）、鼻塞等，可算是「感冒了」辨識度極高的症狀。

　　但鼻炎症狀以中醫的診斷來看，可就學問多多了，症狀不同的組合分別代表不同的感冒病因及每個人不同的體質反應。以打噴嚏為例，打噴嚏實際上是一個相當複雜的神經反射，主要是神經系統對鼻腔黏膜水腫的一種反應。人在打噴嚏之前，咽喉、胸部、腹部許多肌肉都會非自主性地協同收縮，當肺部的空氣被充分壓縮後，突然放鬆，氣流就以每小時 160 公里左右的瞬間速度，從口鼻腔將黏膜水腫的分泌物衝噴出體外，藉以恢復鼻腔氣道的通暢。

一般而言，感冒病毒比其他的細菌、眞菌等更容易侵入鼻黏膜使其感染，增加黏液的分泌和流鼻涕，所以感冒打噴嚏會傾向判斷爲病毒感染的開始。但會誘發打噴嚏的因素還有胡椒、花粉、灰塵、黴菌孢子、冷空氣、光線等，即使是耳鼻喉專科醫生要區分感冒與過敏，有時也非常困難。

感冒與過敏

除了打噴嚏、鼻塞、流清鼻水、流淚、全身倦怠及頭痛的感冒與過敏症狀類似外：

- 感冒較不易造成眼睛癢，病程約 5-10 天。
- 過敏的症狀通常是先打噴嚏，接著流鼻水，最後鼻塞：症狀往往反反覆覆拖延較久。

中醫認爲「肺開竅於鼻」，意思是鼻子是肺系統的開口，同時又擔負著「五氣入鼻，藏於心肺」，具有很重要的呼吸並將外界各種氣藏於心肺。中醫在五臟分工中，定義「肺主一身之氣」、「心主一身之血」，能將吸入的五氣沿著血脈推動到全身，使一個健康的人氣充血足。因此中醫非常重視鼻子的功能，一旦運作不理想會直接影響到心

臟及肺臟，若遲遲無法改善，將再進一步影響到心、肺兩個臟器系統維持全身健康的機能。

會讓鼻子呼吸不暢最常見的原因，就是缺乏心肺功能的運動，以及常見感冒時的不當處置。一個人若長期缺乏心肺功能的運動，容易使鼻子缺乏對外邪的抵禦能力，容易讓風邪入侵而衍生之後的百病，因此感冒的不當處置，醫師與病人豈能掉以輕心？

中醫主張人體有兩種狀況會打噴嚏：一是當鼻子受了風寒拘束，熱氣無法順利排出而鬱悶於肺，因此熱氣上衝而打噴嚏，意在將風寒排出。另一個是我們背部的督脈受了寒氣，受拘束悶住背腰部穴道的熱氣，因此熱氣上衝到腦並沿著督脈衝到鼻子，而表現出打噴嚏的情形。

中醫觀察到「陽氣和利，滿於心，出於鼻，故爲嚏」，意思是說如果只是偶爾打一兩個噴嚏不用太擔心，那是成功抵抗外邪的表現，只要注意天氣變化、衣物保暖、不宜過勞多休息、多喝溫開水即可。但如果鼻子發癢一直想打噴嚏，中醫師會認爲個人的抵抗力沒那麼好，有身體自己調適不過來的火氣。而這個火氣乃是被悶住的熱氣，無法一鼓作氣將盤據在鼻部的風寒外邪噴出體外，而會悶出火

氣，這意味著鼻這守護外邪的這一關可能失守。

把守第一關的小青龍湯

「風」雖然是外感六淫最頻繁，導致人體感冒的病因，但它常常是帶引著另一個「寒邪」而致病，所以常有將感冒了說成是「受了風寒」。

當感冒鼻病毒感染後，黏膜內的漿液腺、黏液腺產生大量分泌物，本來黏膜內就是由豐富靜脈叢所構成的海綿狀組織，感染後迅速處於充血狀態，這種風寒入侵人體後，在鼻部會產生稀稀白白呈泡沫狀的分泌物，中醫稱為鼻部有「水飲」，醫聖張仲景研發出對治的方子稱為「小青龍湯」。方子中用麻黃、桂枝兩藥來解除外邪風寒，麻黃桂枝都是熱藥，可以溫化水飲，乾薑跟五味子是很好的止咳藥，可以治療這水飲已蔓延到支氣管時的咳嗽有痰。

本來自癒力好的人，雖然受到感冒病毒而產生局部發炎，分泌物蓄積的現象，但打打噴嚏就好了；可是當身體被風寒入侵所產生的體內熱力無法強到反制時，鼻子就呈現癢癢的一直想打噴嚏的狀態，此時中醫開立這些熱藥能助一臂之力，終止戰況膠著的情形，讓身體有機會快速恢

復，這種原理是真正支持身體正規軍的作戰策略，方劑名稱也取得很合宜，好像關雲長的青龍偃月刀，一刀下去就鎮住這掌管呼吸的第一關，使風寒外邪無法越雷池一步。

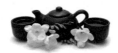

相較於西藥使用抗組織胺藥（Antihistamine），來減少身體對感染刺激的過敏反應，也就是減少身體局部召喚更多抵抗力參戰的訊息，而表現出對抗減少後、局部症狀迅速緩解的表象，與中醫等待病人自身能補強自癒力，逐漸的戰勝感冒病證而痊癒；這是中西醫在用藥上，完全不同的治療邏輯。

正邪戰況膠著的受害者，鼻甲肥厚

造物者很神奇的設計了鼻甲，將我們的呼吸道一分為四，像溝狀的通道，鼻甲表面有豐富的血管組織，負責調節吸入空氣的溫度、濕度，當過冷或過乾的空氣通過鼻甲時，鼻甲會發揮調節功能，自律神經引發反射動作，而適時收縮或擴張血管來因應。比如當冷空氣使海綿體充血、

脹大，使鼻黏膜接觸冷空氣的面積增加加溫作用以減少寒冷、乾燥的空氣直接進入咽喉、氣管，來降低上呼吸道感染。

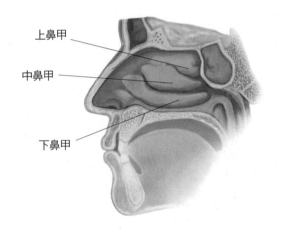

當風寒入侵時，鼻甲血管以充血脹大來因應病毒感染時所產生的組織胺，更加重局部的充血腫脹，這是中醫所謂的「水飲」。中醫用麻黃、桂枝等熱藥加強循環，快速的減少局部充血及腫脹的變化，是溫化水飲的手法。而西藥的抗組織胺藥，的確減少了身體對感染分泌的組織胺，也使鼻甲不再有惡化充血、脹大的情形。但中醫做法是在等待病人體內產生足夠抗體，讓原先已充血、脹大的鼻甲

能慢慢的退去，這是需要有時間去緩衝的。

　　或許，在一兩次的感冒過程中，並未察覺中、西藥對身體的作用有很大的差異，也或許反而是西藥比較快速有效，實際上這是錯覺。對於自覺仔細點的病人來說，可能感覺到雖然西藥迅速緩解打噴嚏、流鼻水及喉嚨不舒服的症狀，但並未完全消失，只是因病情比較輕而不在意了，總還需再三、四天後這些症狀才會完全沒有。

　　西藥目前的確能簡單、輕易的改善感冒表象上的症狀，能夠達到民眾期望的三兩下就減輕到能夠去工作、上課的快速。但重點在是否真的做到了「藥到病除」？否則感冒過後，病人就不該反覆動輒又感冒了；殘留下來這些後遺症，對中醫來講，根本上就是「感冒沒有完全徹底治好」的結果。如果依照目前治療感冒完全從西醫的角度來處理，所謂的頭痛醫頭、腳痛醫腳，把一個整體的人，片斷、獨立、各自切割分治，這樣對病人好嗎？這樣的治療，該是「治得了標」而「治不了本」吧？而中藥緩解打噴嚏、流鼻水及喉嚨不舒服等症狀的作用時間，會較西藥稍微慢一些，但所不同的是，症狀一旦緩解時，其局部充血腫脹也就已退去而徹底痊癒。

　　不少朋友感冒的頻率實際上滿高的，沒人敢保證誰一定不會感冒，當一而再感冒後，逐漸充血腫脹的鼻甲越容易因積累而肥厚，於是原本調節吸入空氣溫度、濕度的能力變弱化。原本吸氣時，氣流呈拋物線，經中鼻甲內側的鼻腔頂，再折向下方，經後鼻孔入咽腔；呼氣時部分氣流，則是以拋物線經前鼻孔呼出。但如果呼吸道對於冷空氣敏感，便使人體愈易遭受風寒而感冒。

　　有些人感覺到體質在改變，以前人家都在感冒自己不太感冒，而現在只要有人感冒，自己一定感冒，以前感冒會打點噴嚏，而現在感冒，會一直打噴嚏，連續二、三十個都有可能，打得頭昏眼花、眼冒金星。這些症狀已告訴中醫師：「表面上看到的打噴嚏，已經與小青龍湯階段的感冒嚴重程度已不同了。」

　　感冒到此時，才想換找中醫師來處理，依個人淺見，也還為時不晚，基本上仍維持小青龍湯的治療原則，不過會考慮到局部鼻甲肥厚的因素，而混搭用「桂枝湯」接續調理至少一個月。桂枝湯是張仲景傷寒論的群方之首，組成有桂枝、白芍、甘草、生薑、大棗五味藥，其配伍簡單扼要，能發散風寒又兼能補積弱的自癒力，乃千古名方。

除能消減將開始要肥厚的鼻甲外，藥方中生薑、大棗兩藥
配合，能強化後天之本的脾胃機能，更能加強鼻甲的氣血
循環，是能再度把守住呼吸第一關的重要方劑。

開口講話前，總得先清清喉嚨

有些朋友在感冒好了之後，常會在開口說話前，得先
清清喉嚨，或是講一講話，就要咳口痰出來，才比較能夠
讓喉嚨順暢。這一些看起來好像都不是在感冒時存在的症
狀，可是對中醫師來講，只要有這種情況，都是表示之前
的感冒沒有好很完全。不論是說話前或言談中，清喉嚨或
咳痰，在開會、演講，或對話中，常令當事者不舒服或自
覺社交上沒有禮貌。

中醫師會使用的處方除了「甘桔湯」、「柴葛解肌湯」
外，「清咽利膈湯」也是一個效果很好的方子。清咽利膈
湯中荊芥、防風、薄荷、銀花、連翹、牛蒡子、桔梗、竹
葉、黃連、黃芩、梔子、玄參等都是清熱瀉火的藥；爲了
加強效果，用大黃、芒硝等會拉肚子的藥，由通便來瀉
熱，這是針對風熱外邪更盛，跟之前所提的方劑，完全出
自不同的治療概念。

柴胡升麻湯、柴葛解肌湯、甘桔湯，這些方劑的治療概念，是將外邪由鼻驅逐出境，所以用的是發散、發汗的觀念。清咽利膈湯證的感冒，採用上有清熱解毒驅邪外出，下有清熱驅邪瀉下而出的兩種包夾作法。

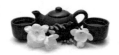

感冒基本上不可以吃冰、生冷如水果的食物，因為與桂枝、麻黃、生薑、升麻、葛根等藥性相抵觸，不利於感冒的快速痊癒。

清咽利膈湯證的感冒，避免熱性的水果如龍眼、荔枝等即可，若是病患身體壯碩，平日甚至於有些便秘的人，尤其適用。

現代人營養好又少動多吃，當感冒外邪沒處理好，很多人都處於慢性鼻甲肥厚、後咽淋巴發炎結節的病態階段，「清咽利膈湯」我平日使用量非常大，很多呼吸道窄而吸氣不良的病人，服藥後不但喉嚨舒服了、咳痰也少了，而且睡眠品質改善許多、腦袋變靈光了、精神也好很多。

鼻塞意味著，
感冒即將擴大影響層面

　　不幸的是，桂枝湯階段的鼻炎並不長，當再次感冒已由原本打噴嚏或鼻子癢的症狀，多增加了鼻塞時（nasal congestion、nasal obstruction），基本上代表把守第一關的鼻功能已經節節失守了。

　　鼻甲黏膜充血、肥厚，到已經影響到呼吸道的通暢，影響健康的層面會立刻擴及到周遭鄰近的器官、系統，當鼻塞的症狀開始發生之初，可考慮桂枝湯加白朮、羌活、防風、川芎等藥來消減肥厚的鼻甲，不過，不要以為治療後沒有鼻塞的症狀，就代表可以不用吃藥，因為影響層面擴大，也意味著需比前一階段，要花更長的治療及調理時間。

鼻塞也會成為要命的健康殺手

　　一般而言，感冒剛開始影響鼻子的感染時並不嚴重，往往只有症狀，卻不見得有肉眼或觸摸可發現的鼻甲或黏膜的實質變化，這個階段中醫稱為「氣病」。氣病階段一個療程約需一到兩個月。一旦鼻甲持續保持在肥厚狀態或黏膜持續保持充血、有腫脹狀態的實質變化時，有時需超過三個月的治療，甚至於需六個月的調理。這便是到了「血病」的階段。肥厚的鼻甲病情拖久了、複雜了，中醫對治的作戰策略就得更多元、精細。

　　當鼻塞的症狀由感冒時發生，到日常生活中都會察覺鼻塞的不舒服時，代表風寒外邪所引發的感染後遺症，已向鄰近的器官、組織入侵。這個過程依個人運動習慣、飲食、生活起居習性的不同，進展速度有很大的不同，對於一般喜歡甜食、澱粉、肥胖、很少運動、平日皆在冷氣房內生活、工作的人而言，鼻塞很快就會成為一個要命的健康殺手。

　　睡覺打呼，是最常早期被發現的症狀，對於年幼的小孩，父母很快就會察覺到這個問題；大人則往往是室友或

配偶才有機會發現。人在入睡後，由於呼吸道肌肉張力降低，使得呼吸道變得較狹窄，如果再加上有鼻腔、鼻咽或口咽有結構上狹窄的情形，將會造成呼吸氣流的進出遇到相當的阻力，而產生打呼的現象；因此也將增加嘴巴協助代償呼吸的機會。

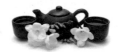

　　一個簡單的技巧是醫師詢問病人：「是否早上起床時嘴巴覺得乾？或睡醒第一件事就是想喝水？」

　　更嚴重的情形，是有部分病人夜裡因為口乾而需起床喝水，導致睡眠中斷的困擾時，代表鼻塞的情形已影響到咽部，將逐步發展出慢性咽炎。

當風寒轉為風熱的治療

　　從中醫診斷的角度來看，身體被風寒入侵所產生的白血球、巨噬細胞、殺手細胞等身體正規部隊，不但無法強到驅邪外出，反而膠著於鼻部，將局部腫脹的鼻甲、黏膜、組織液等，一一吞噬死掉的細胞並將之分解，最後身

體的修復大隊就跟在後面，搶修被破壞的部位，也因此留下一處處的疤痕。

慢性的病程不僅改變了原來鼻甲、黏膜的結構，往往使得呼吸道被周邊組織包圍而更狹窄，這些轉變在中醫的診斷學視之為「原來的風寒，在體內已逐步轉為風熱」。治療策略要再次修正。此時中醫師不可以再開立如桂枝、麻黃等熱藥了，若如此，反而會助長局部慢性發炎的嚴重性，及拖長破壞組織的時間，中醫當機立斷的是針對體內搧風點火的問題點先下手處理。

以考量「全人整體觀」周到的中醫治療學來看，對於積弱不振的自癒力，為提升抵抗感冒的戰力，中醫師會考慮處方「柴胡升麻湯」，其中的治療藥有柴胡、桑白皮、荊芥、黃芩、石膏等可以清熱瀉火，由於局部腫脹的鼻甲、黏膜已疤痕累累，中醫認為局部的血液循環，因灼熱而變差，所以加入赤芍，改善進入「血熱」狀態的鼻甲，整個處方溫和的導引外邪排出體外而得以痊癒。

如果病患打呼、夜裡因為口乾而需起床喝水，導致睡眠中斷的困擾時，中醫處方會考慮「柴葛解肌湯」，藥方組成有羌活、白芷外，還有柴胡、乾葛、黃芩、白芍、桔

梗、生薑、大棗與石膏，其中的羌活、白芷比「柴胡升麻湯」更著重在鼻乾難眠的治療，而方中的甘草、桔梗，更是治療喉嚨痛、喉嚨有痰等慢性咽炎出名的方子。至於對積弱不振的自癒力，留待睡眠狀況改善後，再調整回「柴胡升麻湯」的治療策略。

鼻涕倒流

　　罹患鼻瘜肉或是下鼻甲肥大症的患者，都有可能會出現鼻塞、鼻涕倒流的症狀，臨床上診斷很容易混淆，鼻涕倒流除了喉嚨癢、清喉嚨外，有些細心的媽媽會注意到小朋友睡覺時會一直有吞口水的動作，晚上睡覺及早上起床時會咳嗽，都需懷疑是鼻涕倒流所引起的，醫師也會同時評估是否起因於鼻瘜肉或是下鼻甲肥大症。

鼻瘜肉

　　鼻瘜肉是因鼻黏膜水腫突起，而在鼻腔上表皮增生的結締組織，初期體積小且呈半透明的小球體，常與鼻竇炎、過敏性鼻炎、鼻部受過創傷、曾被濾過性病毒感染，或是鼻腔內神經組織對氣溫變化太敏感的人，都可能比較會長鼻瘜肉。

下鼻甲肥大

　　下鼻甲肥大的病患，是鼻黏膜組織因多次感冒，且感冒後失於良好治療或調理，導致慢性發炎造成充血腫大，外觀多為粉紅色球體，通常會伴隨著有鼻竇炎、鼻過敏及鼻中膈彎曲等問題。這些鼻子問題，在西醫治療基本上是大同小異的，中醫則有所不同。鼻瘜肉初起呈半透明球體時，中醫仍維持「水飲」的診斷，採用小青龍湯治療。

　　日久不癒中後期的鼻瘜肉，形體較大且偏紅色時，則鼻瘜肉、下鼻甲肥大症兩者治療接近，可採用約四百年前，由明朝名醫家陳實功所提出的「辛夷清肺湯」來治療。相較於清咽利膈湯，辛夷清肺湯適用治療病人自覺有火氣，但體質不那麼強壯，且沒有便秘的人適用，辛夷清肺湯中藥材有辛夷、百合、知母、石膏、枇杷葉、升麻、麥冬、梔子、黃芩及甘草。

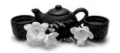

　　從小青龍湯治療初起、呈半透明球體鼻瘜肉的「風寒

水飲」，到辛夷清肺湯治療日久不癒、中後期形體較大且偏紅色鼻瘜肉的「風熱濕濁」，是很具體外感風邪侵犯人體，由寒的病理特性，封閉住體內的自癒力後，轉化為熱的病例；這也是中醫在解讀人體內「長東西」的一個病理變化過程的小縮影。

中醫認為由外入侵的風、寒、暑、濕、燥、火六淫或由人的七情產生的內傷，首先影響到人體某些系統、器官的氣血。氣不通暢了，血液帶不走局部人體代謝後的廢水及廢料，於是局部開始積廢水及廢料而表現出「水飲」的病理變化。人體當然對這些局部積廢水及垃圾有所反應，於是產生組織胺及各種訊號，召喚各種防禦的細胞及可能動員免疫系統，協同清運並與局部可能尚存的病原作戰，而表現出發炎的反應。這階段組織的顏色，開始由「水飲」的白轉而為發炎的紅，局部積的廢水及垃圾，開始混濁、發酸，好像家裡的垃圾置放好幾天的變化，中醫的術語稱為由「水飲」轉變為「濕濁」的病理變化。也是局部系統、器官酸化的開始。

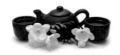

　　如果「濕濁」、酸化的狀態遲遲無法改善，人體除了
持續原來的發炎反應外，也開始由外圍增生血管，向發炎
器官的中心長去，這是人體準備長期抗戰的動作，卻也是
局部開始長良性或惡性腫瘤的起步。一旦身體受重大打
擊、情緒、壓力、環境及飲食稍有不慎，這些伺機而動的
良性或惡性腫瘤立刻揭竿造反。

　　這也可能是各種良性、惡性腫瘤充斥、橫行傷害人體
健康的重要原由之一，本書提到治感冒的幾個關鍵：

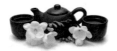

- 風「寒」時，需用「祛寒」解表。
- 風「熱」時，需用「清熱」解表。
- 熱毒更深時，需靈活隨機善用散腫、清熱、解毒、
  敗毒、潰堅。

　　這些步驟，其實與治療身體其他部位的良性或惡性腫瘤觀念及作法是接近的。由本書所言，也可以推理出，人們如果注重養生、及早使用中醫藥療法調治身體語言所傳達的訊息，其實可能早就恢復健康。

　　風寒好了就不會轉化風熱，不轉化為風熱就不會遇到熱毒深入後導致的體質的酸化。自癒力好、康復得快、同步調理固本，人體自然不會發展出酸性體質，或長出各種的良性或惡性腫瘤了。

　　另外值得一提的是，清咽利膈湯、辛夷清肺湯這兩個方子，都提出風熱邪毒壅塞時「肺、胃同治」的概念。數百年前的中醫學家早已觀察到，肺系統毛病的鼻瘜肉或是鼻甲肥大症，都會有鼻涕排出不順的問題。這些可能帶有病毒或細菌的組織液，長期進入我們的胃及十二指腸的話，就會造成胃熱，有腹痛、腹瀉、絞痛、脹氣等腸胃障礙症狀的現象，因此清咽利膈湯、辛夷清肺湯在治這鼻病時，都已將清腸胃熱的藥用上了，以避免鼻病治好了，卻留下後續衍生的腸胃毛病。

　　這就是數千年前，中醫早就有的治病要「全人照護」

的理念，在還沒有西醫提出相關的理論前，中醫已觀察到現今的科學研究發現，並連治療的處方用藥及對策都明白記錄下來，不得不令人讚嘆：「中醫學眞是取之不盡、用之不竭的寶藏啊！」

鼻涕倒流的錯誤動作

有些人感覺喉嚨內有分泌物持續聚積，而試圖用咳嗽將之咳出或用擤鼻涕方式來紓解，事實上這是錯誤的！倒掛著的鼻涕並無法因此完全消除，反倒是連續咳嗽或擤鼻涕，反而會讓鼻腔或呼吸道更充血而狹窄。大部分的鼻涕倒流，可以藉由溫鹽水洗鼻來潤濕鼻腔，清除鼻腔內黏稠的分泌物、所沾附的細菌、灰塵或過敏原，這是能有效改善鼻涕倒流的症狀。

雖然美國耳鼻喉科醫學會非常推薦鼻涕倒流患者，每天使用 2-4 次溫鹽水洗鼻。但我個人認爲僅能治標，碰到臨時性嚴重狀況，偶爾爲之是可以獲得明顯的改善，但因爲沒有解決狹窄不易排出鼻涕的病因，反倒是因爲依賴而弱化了我們本身自癒的能力，我建議，一定要找中醫師調養，且配合不吃冰、生食、水果、奶精、鮮奶，每天跑步

30 分鐘，效果會非常好。

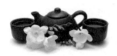

　　有些人覺得接受中醫治療鼻塞、鼻瘜肉、鼻甲肥大症、鼻涕倒流後，好像鼻水越流越多，或者有感冒症狀的產生，又跑去看耳鼻喉科或吃西藥，這絕對是誤解！

　　因為中醫治療後，呼吸道狹窄改善了，原本塞住或稠黏倒流的鼻涕變稀了，可以由鼻孔流出來，是一個反轉的好現象，意味著感冒外邪已被驅逐到剛開始的鼻部，再持續堅持中藥治療，就可以大獲全勝，康復沉積許久的慢性鼻病。若這時候再用可能壓抑免疫的西藥，那豈不功虧一簣，讓病情又再陷入下一個慢性發炎的輪迴？

　　千萬不要自行購買遏止流鼻水的抗組織胺成藥，誤認為只要鼻水止住了，就不會倒流了；結果鼻涕變得更黏稠，症狀沒改善反而喉嚨越吃越乾，清喉嚨的症狀更加嚴重。等惡化看到黃綠色的鼻涕倒流時，我建議找耳鼻喉專科醫師做進一步的診斷與治療，排除是否可能已經是細菌

感染了，不過切記中醫藥療法要持續進行。差別在於細菌感染時，以耳鼻喉專科醫師的抗生素為主要治療，輔之以中藥固本，若沒有細菌感染時，則以中醫藥療法為主要治療輔之以耳鼻喉醫師清除局部分泌物即可。

另一點值得注意的是，有些鼻涕倒流起因於胃酸逆流所致，當我們躺下來睡覺時，鼻腔與胃的高度差不多，有胃食道逆流的人，胃酸很容易會逆流到鼻腔，進一步刺激鼻腔及鼻竇黏膜而產生鼻涕倒流。所以有反覆發作或長期鼻涕倒流的患者，務必要注意請醫師鑑別，是否胃食道逆流的問題？我在此特別對有這種現象的病人建議：「晚飯及飯後不宜喝湯及水，睡前不宜吃宵夜，別做不利健康的行為。」

止不住的鼻水，妙方有「真武湯」

鼻水流不停是感冒、過敏、寒冷的天氣或環境下常見的症狀，不自主的一直流下來，的確嚴重的影響到工作及社交。中醫針對此古老的症狀，有明確的分類、理論及對治的方子：

● 如果不自主的一直流下來的鼻水，清清如水，中醫

　　依其顏色診斷若是「風寒」，對治風寒的小青龍湯
絕對是第一選擇。

● 一直想打噴嚏皆屬於「水飲」的問題，根據中醫基
　礎理論「腎主水」，意思是身體內所有組織的水太
　多，皆與腎系統的調節功能有關。因此止不住的鼻
　水，表面上看是肺系統的問題，中醫學認爲肺開竅
　於鼻，實際上卻是牽涉到肺腎兩個系統的協調。

　　依據已故國內傷寒論大師張步桃老中醫的臨床體會，
稱「眞武湯」爲治水之聖劑。眞武湯的藥材有茯苓、白芍、
生薑、白朮、熟附子。茯苓淡滲利水、芍藥養血和陰，以
防水氣消而生燥熱；生薑溫散水氣，白朮燥濕行水；附子
這味藥溫腎助陽化氣利水；白朮、茯苓同用則有健脾之功。

　　我將眞武湯運用在止不住鼻水的治療上，表現出很好
的結果。而這一類清清如水一直流下來鼻水的症狀，往往
是過敏性鼻炎，是每天早上最困擾的症狀。臨床上發現很
多父母後來回來門診感謝我，說我用三個月「根治了」他
們兒女多年的過敏性鼻炎，實際上，我認爲我只是將中醫
的基礎理論，靈活運用的結果罷了！

　　但是，當一直流下來的鼻水同時合併有鼻塞、頭痛，

甚至於聞不到味道的症狀時，小青龍湯恐怕太過於上火，故採用較溫和的「辛夷散」來做治療。辛夷散中的防風、白芷、藁本驅散風寒，細辛、川芎，都有醒腦、止頭痛、清鼻竇的效果。由此可以看得出小青龍湯和辛夷散這兩帖方劑的治療差別在於：鼻竇是否已因為鼻甲肥厚，分泌物流出不暢所波及，同樣是風寒，同樣是鼻水一直流，中醫將波及的範圍區分，用——

● 小青龍湯快治病邪較淺的風寒。

● 辛夷散緩治風寒病邪較深的鼻竇炎。

中醫很重視分泌物的顏色，當一直流下來清清如水的鼻水，是好治且易根治，但若錯失了這段黃金的治療期，逐漸轉為黏稠鼻涕時，不宜再開立熱藥；需轉而開立具有祛風清熱的「桑菊飲」。桑菊飲是感冒後一直無法痊癒，人體自癒力不斷發動攻擊，使得病程由風寒轉為早期風熱階段的用藥。

台灣由於氣候溫度相對較高，外感風寒的時間往往不長，若沒有及時把握時間趕快治好，很容易就轉為風熱感冒。當變成風熱感冒時，清清如水的鼻水已稍稠，但還沒有變為黃色鼻涕，同時喉嚨可能開始有些微痛，此種症狀

的改變，指導著中醫治療策略的改變。桑葉、菊花是大家耳熟能詳具清熱、解毒、明目的藥材，搭配著薄荷、連翹、杏仁、葦根、桔梗，成為剛開始轉為風熱時把關的重要方劑，一旦失守，風熱病邪將擴大影響鼻竇、咽喉等範圍。

當風寒沒好好處理，轉為風熱感冒，如果病人還自以為喝喝水、多休息就會好，是非常不切實際的想法，試想想如果病人本身自癒力那麼好，那麼在風寒初始階段就已戰勝病邪，不會有外感病程轉為風熱的機會了，在風寒初起這個階段，請一定不要讓病邪深入或擴大。

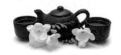

當病邪擴大時，常見的症狀是有很多稠鼻涕、前額或兩臉頰會痛或不舒服、鼻腔內開始容易有臭味，表示病情已影響鼻竇出口的通暢，而且積累在鼻竇的鼻涕也已開始發炎了；這也是西醫所謂的急、慢性鼻竇炎的狀態。

在這階段，中醫會考量用另一個方子「蒼耳子散」來

對治，如果症狀除了不斷流濃稠鼻涕，合併常有的前額頭痛外，還有鼻塞、嗅覺功能失調的症狀時，幾乎可確定已轉變為慢性鼻竇炎了。此時用中藥即使效果很好，也要持續調理至少半年，才有根治的機會。

　　一開始輕忽的小病，後來要花很大的力氣才能改善，如果這階段再不耐心調養，那麼可預見的悲劇將上場，可能鼻竇要開刀，塞得整個鼻孔內都是紗布，手術完後也不見得能改善未來長期的頭痛、記憶力不佳、注意力不集中的現象、食物美味常無法分辨，試想，在學時功課不好，就業後，常落東落西上司不賞識，升遷老是碰壁，睡覺時不安穩，睡醒後仍整天容易疲倦，感受不出飲食的好滋味，甚至人際關係受影響，到這地步，一定深刻體會人生除了健康，其他都是空談的道理，也警惕到小小感冒輕忽不治好，果然會後患無窮、不斷的自找麻煩，何苦要和自己的健康過不去呢？

過敏性鼻炎的後遺症

　　過敏性鼻炎是台灣小孩子最常見的慢性病，約每三個小孩就可能有一個小孩有過敏性鼻炎，小小年紀就有慢性病，是很可悲的。慢性病意味著要長期吃藥，因此常去看小兒科、耳鼻喉科拿藥吃的小病人，不在少數。

　　雖然古代中醫學家早有論述，如《靈樞‧逆順肥瘦》中說「嬰兒者，其肉脆血少氣弱」，小孩在生長發育過程中，由於各器官及系統尚未發育成熟，免疫力、抵抗力的確比較弱，但也由於小孩都是所謂的「純陽」之體，意思是指小孩的先天元陰、元陽純真，而沒有像大人那麼多各式各樣的消耗，因此，本質是充足的，是富含回復機能的。再加上小孩的生命力，好像初升旭日，像新芽般的欣欣向榮，生機蓬勃活力充沛，因此組織再生和修補的過程較快，往往得到類似感冒這類症狀的病，表現出來都應是

較輕的病，即使得病也是容易恢復。

　　依這理論來看，對照與現在看感冒或過敏性鼻炎的小病人這麼多來看，顯然現在的小兒醫療照護出了一些問題，無法達到傳統中醫藥療法的目標！這些問題實際上是由部分西醫師、家長、飲食及環境所共同造成的；依據中醫的理論，加上靈活對治，我發展出一全人的照護法，解除了很多長期依賴西藥小孩的病痛之苦。

　　從現代醫學的角度來看感冒或過敏性鼻炎，導因於病毒及過敏原兩種完全不同的病因，從臨床表現的症狀來看兩者雖然都有打噴嚏、流鼻水、鼻塞等的症狀，但鼻子、眼睛癢、眼瞼水腫等，常常是過敏原刺激後發炎的特徵，鼻橫紋，朝天鼻，則是經常搓揉鼻子的結果，西藥的治法類似感冒，不過有比較高的機會，使用到俗稱「美國仙丹」的類固醇藥物。

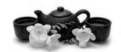

　　類固醇這類藥物，是比一般治感冒藥物更強而有效率的壓抑免疫，這與抗組織胺藥（**Antihistamine**）減少身

體對感染刺激的過敏反應，減少身體召喚更多正規軍參戰的藥性不同。類固醇類藥物是讓體內正規軍被繳械了，不反抗了，當然就療效奇佳、不會有任何症狀了。

這是部分西醫師的求快治療處方，臨床上的結果是：用藥時，一如沒病的健康人；一停藥，則所有副作用狀況全都浮現了，於是成為棘手的慢性病病人。

中醫師要做的是去扶持病人的自癒力，顯然療效短期間並不是非常理想；使用類固醇這類藥物，好比是輕率動用了最後一線藥，因為沒有任何藥，在短時間的效果比類固醇效果快。

奉勸病友一定要有耐心，讓中醫師用三個月或半年的時間，把睡著了或被打趴了的自癒力喚醒！

過敏性鼻炎可以根治嗎

打噴嚏，是從口鼻腔將黏膜水腫的分泌物噴出體外，藉以恢復鼻腔氣道通暢的人體反應，不過過敏性鼻炎的打噴嚏特別明顯、劇烈，也比較容易連續一直打，而且癢得特別厲害。

　　中醫學也對此有清楚的看法，我個人的理解是，原本是身體藉著打噴嚏，要將風寒入侵於鼻部造成的水飲噴趕出去，如果風寒初感病人自癒力夠好，真的是有人打打噴嚏，感冒就好了。打噴嚏需要耗費身體很大的能量，無非就是要蓄積身體內的熱力將風寒外邪排出去，但當身體熱力不足以在一兩次打噴嚏後將外邪排出時，則身體會用鼻子癢的作法，刺激病人重複的打噴嚏，用揉鼻子、眼睛癢、眼瞼水腫等過敏原刺激方式來反應發炎的症狀。

　　《古今醫統》書中提到：「火熱上衝，鼻中癢而嚏也。」中醫診斷鼻子癢、眼睛癢、眼瞼水腫等是火氣所引起的，依中醫理論看來，是身體熱力不足、卻又有火氣。這豈不矛盾？其實了解原因後就知道，原來是鼻子局部的水飲本來是風寒引起的，而過敏性鼻炎的人體質也是寒的，無法蓄積身體內足夠的熱力，一舉將風寒外邪排出，而多次多日蓄積的熱力造成鼻局部發炎而有所謂的火氣，所以在用藥上，考量就會與用小青龍湯對治鼻子局部單純寒的水飲作法有所不同。

眼瞼下的黑眼圈

　　中醫在面對這種情況時，會將原本屬於先天的腎系統一起帶進來治療，理由是，小孩先天元陰、元陽已受到久病或先前的疏於治療而耗弱了，使得組織再生和修補的能力下降，而表現出好像天天在感冒的症狀。《傷寒論》的名方「真武湯」不僅用於鼻水止不住，非常適合運用在以下兩種狀況：

● **對感冒治療，醫師、病人都要步步為營**

　　感冒沒好好治，以至於鼻子過敏的病人，可能表現出每一天都在打噴嚏、流鼻水。認真去追究原因，往往一開始是感冒所引發，導致病人日後鼻子過敏症狀，症狀出來以後，又拖著沒有痊癒，就會越來越敏感。當溫差變化，冷空氣一吸一刺激，鼻子會分泌組織胺，受刺激後變成是連續打噴嚏，接下來是鼻塞或流鼻水的一些反應。常常噴嚏打個沒完，使鼻甲會比較容易充血，充血之後不見得立刻就能恢復；因此感冒時所產生的水飲不但排不出去，進而留在人身上流竄，造成各個系統的受損及故障。

● **先天體質陽虛陰盛**

指的是先天的體質偏陽虛，一旦感冒或接觸到寒冷氣候、食物等，會產生無法將寒氣排出的水飲。這打從體內寒出來的水飲，不同於鼻子的水飲，是較深層的，這類小朋友的過敏性鼻炎，需以眞武湯爲主體用藥，搭配治療局部鼻子充血發炎的藥材如知母、石膏、麥冬、梔子、黃芩、白芷等的清熱藥。

但如果已表現下眼瞼黑眼圈（Allergic shiner）的情形，代表鼻竇充血情形比較嚴重，阻塞了下眼瞼皮下血管的回流而呈現外觀的黑眼圈。很多人覺得有礙觀瞻、影響社交，但我必須說明清楚，有時阻塞的下眼瞼皮下血管已被撐大，而積靜脈血在那裡，可以把它視爲某一程度的靜脈曲張，像是彈性疲乏撐大的壞掉水管。

黑眼圈外觀並不容易短期改善，想要得到改善，一定要把中醫師告誡的生活、飲食等注意事項，勞記在心、認眞執行才可以得到好的進展。中醫師此時開藥會去權衡眞武湯的熱性藥，會不會加重鼻竇更加充血？或是要以清鼻塞、鼻竇風熱的療法爲主？再輔之以眞武湯，同時袪除積累體內的水飲。這些再三斟酌可看出中醫師處方用藥抽絲剝繭的細膩。當然如果一開始就把小感冒好好治好，不殘

留外感風邪在體內，也就不會令中醫師那麼傷腦筋，自己也不用花大錢和一堆時間，用面霜或化妝品遮掩如貓熊的黑眼圈了。

門診有太多的媽媽，介紹很多過敏性鼻炎的小朋友給我看，因為她們受多年苦、吃多年藥的小朋友，被我治療三個月後，從此就沒有那些過敏性鼻炎的症狀，當然也就不用再吃藥了，所以一再轉介紹同班同學或鄰居小朋友來就診，因此可知道過敏性鼻炎是有機會「根治」的，而且年紀越小越好治，過了青春期會增加治療的難度。不過，需提醒的是，這些被根治的過敏性鼻炎小朋友都很聽話，對中醫師根治的要求，是全面的配合。

當鼻病進入風熱病程時，中醫師建議不要吃甜食及牛奶、羊奶、鮮奶、奶精等食物，經驗上這些發性食物，會助長鼻部風熱而不利於治療，如果暫時連咖啡也不要喝，一周後就有明顯幫助病程恢復的結果。

不理鼻子症狀，
健康也不會理你

　　每次感冒，身體都透過鼻子或黏膜提醒病人有一些氣不通，或循環不順的問題，如果一直都不去理會，或者是沒有用合適的方法去應對，那每次感冒完局部都打個小結，多次感冒下來就會變成很多大結或死結，接著身體健康就走向更糟的死胡同，不是很合理的事情嗎？

中醫的外邪不向內傳

　　簡單的一個感冒，西藥的治療策略沒有像中醫累積千年以上的對治經驗，即使同一種病毒，針對不同病程階段、個人不同體質、受感染後的自癒力反應等，沒有太去分析其間的差異，而能使用西藥的變化就更少了。因此，個人臨床觀察，純西醫療法，無法明確掌握感冒是否走向慢性病或深入呼吸道。我們常聽到周遭親友說：「好慘，

前一陣子感冒，有看醫生有吃西藥，但還是拖了一段時間要好不好的，現在人覺得很虛。」

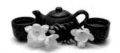

　　西醫治法與中醫判斷不同病程，評估不同正氣（身體的自癒力）與邪氣（感冒病毒）的消長，隨時依正邪的強弱變化，在每次回診時調整用藥，預測病勢的走向，考慮治病驅邪外，也同時補強身體弱點，以使外邪不向內傳；這是中西醫很大的差別之處。

　　倘若不用中醫這套觀念，不但增加了感冒沒有徹底痊癒的可能，表面上病人好像自覺症狀得到緩解，但病邪卻開始深入到鼻腔、咽喉，再進一步到氣管的症狀，於是乎將一一浮現「外邪殘留體內」結果。

　　中醫認為「寒主收引」，在感冒間無論是冰冷的食物，特別是吃冰、或待在寒冷環境、或吃止痛藥……都讓鼻甲、黏膜的消腫呈現凝滯，或會讓呼吸道或鼻竇口緊縮不開，使產生的鼻分泌物排不出來、積在鼻竇或倒灌咽喉，

這也就是中醫治療中，特別強調飲食、生活起居的同步調整。對一個求診病人，中醫不難預測病人在經過治療後，會先改善哪部分後，再改善哪部分，然後恢復健康。

如果知道鼻子有不舒服又延宕不治療，鼻子的氣會先阻塞住，接下來會擴及到眼、耳、喉、肺、頭、頸的血流產生瘀的現象，若再發生更嚴重問題，將可能因為哪個環節的阻塞而必須去開刀。或即便開刀，也仍存在有一些危及未來注意力、記憶力、頸肩骨刺、腰痛、失眠、心血管疾病等的諸多病症。

如果有讀者朋友現在呼吸道不好，我強烈的建議，可以考慮用「薰蒸」的方式先做初步的緩解：

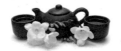

買一台薰蒸的機器，當它噴出微溫的蒸氣時，在機器前呼吸，就像在一般耳鼻喉科看到的那種，只要加水跟少許的鹽巴（一般家裡做菜的食鹽就可以）。

尤其是在晚上睡覺前，薰蒸有助於呼吸道維持好循環、暢通與濕潤，對長期受呼吸道疾病所苦吃太多西藥的

民眾及小朋友而言，這絕對是一個經濟實惠的自我保健，如果沒有薰蒸的機器，在家裡面泡熱水澡，呼吸浴室的蒸氣也有一定程度的幫助。

薰蒸的好處

睡覺前的薰蒸可以讓鼻腔的循環變好，讓下鼻甲的循環改善，然後鼻腔裡面有囤積的發炎的分泌物，能盡量的排空，也會讓我們後咽的淋巴結節，因為循環比較好，而比較不會腫得那麼厲害。薰蒸的好處是透過嘴巴呼吸，有一定溫度的水蒸氣吸進去，讓循環透過較暖和的溫度能夠有所改善；也利於在睡覺時比較不會因為張嘴巴呼吸，因而刺激後咽乾癢，又咳個不停的困擾了。

第三章

發燒

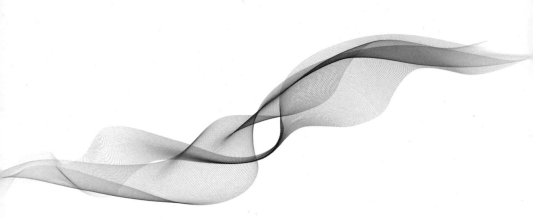

發燒，
是否有利於免疫系統的提升

　　中醫的理論指出風、寒常合併導致人生病，當外邪侵入人體時，抵抗力立刻迎面對抗，打噴嚏是一種很直接的反應，但卻動用了咽喉、胸部、腹部許多肌肉的協同收縮，換個角度來說，就是在促使身體產生熱能，對抗外來的風寒邪氣。

　　當一兩個噴嚏仍無法產生足夠的熱能時，就會接二連三的一直打，打到全身肌肉用力到身體熱起來、面紅耳赤為止，通常這樣的產生熱能並不至於到發燒的程度。不過，道理上，在我看是接近的，發燒是透過肌肉收縮及寒顫來產生熱能，兩者都是透過身體熱能，提高身體的代謝率，來抵抗外來的寒邪，只不過發燒比較強烈，讓體溫超過攝氏 37.5°C；一般來說，我們正常身體中心體溫，平均攝氏 37°C、口溫約 36.8°C。

用心良苦的發燒

中醫的長處，就是辨證論治，相信身體不會撒謊的「有諸內必形於外」的警告，並且確認身體各部位所產生的症狀，彼此間是有相關聯的，所以必須在器官、系統彼此的消長與制衡間，尋求治療的切入點。截至目前為止，科學界對於人體發燒是否有利於身體免疫系統的提升，仍沒有定論。

以中醫的角度來看，發燒透露出比打噴嚏就能驅逐寒邪的病情更進一步的嚴重了。因此，身體要運用比平時正常更高的體溫來緊急、快速的製造更多的白血球或各種免疫細胞，以增加血液循環、心跳等，去對抗入侵的病原，這等同是作戰的動員令。

讀者朋友或許會想：「不也就是發燒而已，值得這麼誇張、大驚小怪的嗎？西方醫學近一百多年來，發明的各種退燒藥，不就很有效率的解決了發燒問題嗎？」事實上不然，我們前文曾舉例說明過，出名的退燒藥阿斯匹靈因為有過敏、胃出血、雷氏症候群等副作用，醫學界目前建議孩童的感冒發燒，應避免使用阿斯匹靈。普拿疼在大劑

量長期服用下，也可能導致昏眩、腎小管壞死，甚至致命的肝壞死等副作用，而最糟糕的真相是，這類藥不是來幫助身體正規軍打勝仗的，是來緩解正規軍正面迎敵的速度及交鋒後的症狀。

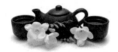

退燒的西藥，雖然讓表面症狀快速獲得緩解，但這完全違背身體發燒的用心良苦，因為身體意識到，比打噴嚏就能驅逐寒邪更麻煩的病情，所以身體一定要用高於正常體溫的昂貴代價，來製造更多的正規軍去應敵。

違背身體意識的療法，並非一定不可行，條件是病人本身的狀況要良好、自癒力強，這種療法偶爾用之，的確是快速有效方便的療法，但在老人、小孩以及平日抵抗力相對較弱的人，這種療法非但沒有效，且留下很大的後遺症。

中醫治病所採用的劑型，大致上分五種，稱為「藥有五法：湯、丸、散、膏、藥酒」。湯劑多用於治急症、重

症時採用。針對外感寒邪嚴重到以發燒的症狀表現時，醫聖張仲景研發出「麻黃湯」這一千古名方。由麻黃、桂枝、杏仁、甘草四味藥材組成，方子中用麻黃、桂枝兩藥來解除外邪風寒，與小青龍湯中的治療概念雷同，可以用來溫暖寒邪，化除寒邪在鼻部所產生的水飲病變；杏仁則是很好的治療咳嗽藥。用很簡單的組成來幫助身體加快製造及運送正規軍到戰場，可在兩三個小時內結束此次受侵入的感冒，是真正順應身體需求、並贏得勝仗的療法。麻黃湯的這種療效，完全改變一般人認為感冒約需 4-5 天多休息、多喝開水，才會好得快的觀念。

退燒一定要微微出汗

麻黃湯對治感冒之所以重要，是因為張仲景提出了一個現代西醫學至今都還沒有的退燒觀念，那就是「覆取微汗，中病即止，不必盡劑，無汗再服。」退燒一定要發汗，此點中西醫治療概念雷同，但不同的是中醫主張「微微出汗」，表示逐漸喝進去累積的藥力，已成功的發揮作用了，剩下的藥便不用再吃。

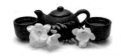

　　以小孩子的發燒，最容易看出中西醫療法的差別，西醫開藥給小孩子退燒時，往往會以小孩的體重去計算退燒藥的劑量。

　　但不少的父母可能會發現，發燒固然是隨著出身汗而退了，但退燒之時，可能需換多次內衣，或許當時只覺得燒退了就好，也不以為意。但事後卻經常發現，孩子雖然感冒好了，怎麼變得常常動不動就流一身汗？甚至連安靜沉睡時，也會睡出滿頭滿身的汗？

　　建議小朋友的父母請注意，如果當孩子燒退了，發現他是大汗淋漓之下退的燒，心裡要有一個警覺：在此之前，孩子若是不會動輒則一身汗，將會證明：一次大汗淋漓的退燒之後，小孩比以前容易感冒，抵抗力變差了。

　　醫聖張仲景在《傷寒論》中就特別強調「發汗退燒的用藥，要很謹慎」，要「中病即止」，一旦退完燒還一直流汗或很容流汗的話，中醫稱為「誤汗」，意思是治壞了！

除了容易感冒產生抵抗力下降的問題外，小孩還容易發生抽筋等後遺症。《傷寒論》爲了收拾庸醫的誤治，把發汗退燒給治壞了，提出用「桂枝加附子湯」來補救。我臨床上的確發現，當這些小朋友的毛細孔已經門戶洞開時，接著可能要花不少心思調養，把毛細孔再回復到正常開合的狀況，不然這小孩很容易變成常常感冒或是生病的人。我的確也用這古籍上強調的觀念及治法，治癒了很多原本一天到晚因感冒發燒跑醫院、診所，長期吃藥的病童。

中醫學的經典古籍一再的諄諄教導，看病要善用望、聞、問、切等診斷方法多推敲，才能確切摸清楚病程發展的來龍去脈。在「鼻炎」的那一章裡，我提到「患鼻炎的人如果有黑眼圈，代表其過敏性或慢性鼻炎已嚴重到影響鼻竇的血液循環，而表現出下眼瞼的皮下血管帶氧量不足靜脈血的顏色。」這類病患來到門診還沒開口，中醫師一望去，就要能夠說出鼻病相關診斷，並可以開方治療的功力，叫做「望而知之謂之神」，代表是很有經驗中醫師的治病能力。病患一坐下來還沒開口，中醫師就從其呼吸氣息，聞到陣陣的異味，便能判斷出這位病患受慢性鼻竇炎所苦，且應有記憶力不好、注意力不容易集中等的困擾，

稱爲「聞而知之謂之聖」；這一招也常令病患驚訝於中醫師的診病超能力。

　　不過問診仍是中醫師診病最踏實的診斷方法，雖然不像「望而知之謂之神，聞而知之謂之聖」那麼神奇，卻是中醫師了解病患體質、爲何所苦等等醫病互動最重要的步驟，也是中醫傳統辨證論治，極重要的病情資料分析的依據。明代醫學家張景岳的《景岳全書‧傳忠錄》將問診條列十項重點，以利中醫師背誦記憶避免診病時有所遺漏。直到清代醫學家陳修園修改補充後，在《醫學實在易：問證詩》才成爲現在流傳的《十問歌》：「一問寒熱二問汗，三問頭身四問便，五問飲食六問胸，七聾八渴俱當辨，九問舊病十問因，再兼服藥參機變，婦女尤必問經期，遲速閉崩皆可見，再添片語告兒科，天花麻疹全占驗。」而發燒除了問寒熱、問怕冷還是怕熱外，最重要的就是辨別病人有沒有出汗？汗是怎麼個出法？

中醫治發燒，
有汗、沒汗差很大

　　臨床上，花心思調養門戶洞開的毛細孔，將之再回復到正常的開合狀況，這是中醫診治的一個特色，不僅是醫病的本身，還考慮到外感病邪入侵人體後，每個人不同的自癒力、體質所表現出來的症狀或反應。「桂枝加附子湯」用來補救治壞了的狀態，這一點與西醫只要感冒發燒，就直接換算退燒藥的劑量，並不考慮原本病患易發汗或不易發汗的體質，以及用在「易發汗」或「不易發汗」體質病患的退燒藥，是否需要不同劑量等等用藥觀念上有很大的不同。

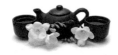

●中醫對於一位無汗出的感冒發燒病人：

認為他是因毛細孔被寒邪給閉塞住了，需要補強些有助正規軍使力發汗的藥物，以利於透過適度排汗，將寒邪逼出體外而痊癒。

● 若是感冒發燒會自行流汗的病人：

中醫則認為他的發燒，並非單純毛細孔被寒邪閉住的問題而已，這個病人的自癒力相對是弱的。雖然能排汗，卻無法將寒邪逼出體外。所以用藥時，就不宜採用麻黃這類容易大出汗的猛藥。雖然病人有鼻塞、鼻音的症狀，也不採用小青龍湯來治療，除了透過適度排汗將寒邪逼出體外的原則外，處方同時也需兼顧能「幫助循環」及助發汗力量的「腸胃功能」。

西醫沒有將不同體質變化列入治療考量

張仲景在《傷寒論》中，計設了一個絕妙的方子「桂枝湯」。桂枝湯的組成，用的是桂枝、白芍、甘草、生姜與大棗。桂枝是溫和發汗的藥，但中醫仍謹慎怕太過發汗，所以配上等量的白芍，有助收斂桂枝發汗的強度。

大家都有在寒冷的多天喝碗薑湯或熱粥的經驗，雖然天氣很冷、四肢都快凍僵了，但喝下薑湯或熱粥後，頓時

身體暖和起來，四肢也靈活了。同樣的道理，桂枝湯加入生薑，用來強化循環及有助微發汗的功效。服用方法特別強調：每次服三分之一碗的桂枝湯後，休息片刻，就喝熱稀粥三分之一碗，若燒仍然未退，則過 15-30 分鐘後再服一次桂枝湯，後再喝喝熱稀粥，等身體微微汗出而燒退後，則不用再服剩下的湯藥了。因為經過微微汗出而燒退後，寒邪引起的鼻塞、鼻音等症狀，也將隨著退去而痊癒；這真是絕妙設計，兼顧了對病中及癒後身體的療法。

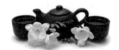

感冒才剛好，要注意：

禁忌吃生（如水果）、冷（如冰品）、肉類（在體力不好時不易消化）、麵食類（肚子容易脹氣）、五辛（辛辣刺激的食物）、飲酒（怕流汗太多）等等，都是不利於感冒發汗或病後身體剛恢復的食物。

現代很多人長期待在恆溫的攝氏 27°C 的辦公室，比體溫平均攝氏 37° 已經低 10°C，有些場所，空調溫度更

常設定低於 25°C。倘若平常沒有運動習慣的人，沒有機會讓自己的毛細孔透過出汗來調節體溫，這實際上就是一種「寒氣」閉塞住毛細孔的過程。

臨床常見，感冒的病人體質還好時，是比較適用麻黃湯的療法，來去除皮膚表面的寒氣以及瀉掉悶在體內的熱氣，但如果長期過度勞累、又常用止痛藥等有發汗效果的西藥來治療痠痛，則體質逐漸轉變為汗孔關不緊的容易出汗體質，動一動或簡單吃一碗麵，也能滿身汗濕透衣服，這便是體質已變為較虛的桂枝湯證了。

完全不同的體質，要用不同的對治方法，現代醫學沒有將這些變化、不同體質，列入治療的考量，非常可惜！我有時在想，如果也將西醫退燒藥，用低劑量、多頻次，而且配合喝熱稀粥幫助發汗，兼保護腸胃機能的中醫觀念加入，或許也可以減少目前感冒發燒沒醫好的病人數。在此要多強調的是，不同於鼻病是一步一步深入人體，當發燒沒醫好所殘留感冒沒有的後遺症，是快的、是下手重的，對人體各系統所造成的病症，相較於外感侵犯鼻病沒醫好，更廣、更複雜，也更嚴重得多。

「冷汗」與「盜汗」

在門診，談到流汗問題時，常碰到病人滿臉疑惑的問：「冷汗、盜汗，和一般流汗有什麼不一樣？」

冷汗是白天也會發生，而盜汗是白天不會發生、晚上睡著了不知不覺流的汗，便稱之為「盜汗」，往往病人體質都是比較陰虛，而冷汗，往往是屬於陽虛的情形。陰虛、陽虛，又是中醫學讓人覺得頂玄的說詞，其實大家可以自己細細感覺一下：

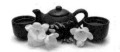

中醫所謂「陰」，指的是我們體內的各種如水津液；「陽」指的則是如火的動能，虛當然就是不足、弱化了。

如果自己覺得容易怕冷、手腳不暖、關節隱隱作痛、常拉肚子、排瀉物可見食物消化不完全、反覆感冒難好，那麼就是陽氣不足，陽虛了。

陰虛體質的人，最明顯的是體內津液不足夠，自己會覺得總是處於皮膚乾、頭髮乾、大便乾燥小便少、口腔、

鼻子、眼睛也很乾、但手心腳心是發熱的。即便是喝大量的水，還是覺得解不了渴。

流冷汗的陽虛病人，因為身上自衛能力不足，流汗不是因為身上熱、流出來的汗在體表反倒是覺得冷颼颼的。往往有這種情況的朋友，通常毛細孔是比較開放，閉合的機制不好，就如之前所講是比較就是動不動就流一身汗、容易感冒的人。坊間有個說法，想分辨身上流出來的汗，是正常汗水還是冷汗，自己可以去嚐試一下汗的味道，如果是沒有鹹味的話，可能就是冷汗，因為他的汗常在冒，所以沒有什麼汗水該有的鹹味。

盜汗就不一樣，盜汗的人是陽氣太旺，津液受到蒸發，即使是靜靜的睡眠中，他還是熱，還是不自覺的出身汗，特色就是睡醒了之後，發現睡衣、床單怎麼都是濕濕的。有些父母帶小孩來看診，抱怨他們的小孩，睡覺時連額頭都會冒汗、背心處是濕濕的，這在中醫看來都算壞症，如我前一段所述，是被誤治後所留下來的麻煩。

發燒怕冷或不怕冷，
治療的關鍵

　　《傷寒論》中記載，怕冷和不怕冷的發燒，是兩種不同類型的感冒，並將怕冷的發燒歸類爲「傷寒」，屬於風寒外邪；將不怕冷的發燒歸類爲「溫病」，屬於風熱外邪。因此中醫師看發燒的病人時，必定如十問歌所說的首先當問寒熱，因爲怕冷、不怕冷，會決定了後面治療發燒不同的方向策略。

　　之前和大家所談的，都是屬於快速治癒風寒外邪引起感冒的發燒處方，至於對治風熱外邪所引起的感冒發燒，《傷寒論》中較少論及，明代的醫家吳又可提出「溫疫學說」，並逐步發展出溫病學說的理論及治療方法，這是中醫界很重要的一大進步。溫疫學說不僅是提供了對治比一般鼻病或感冒更嚴重的發高燒方法，也爲了現今很多棘手的病症，如流感、腸病毒、手口足病等，提供了一個可快

速縮短病情，減少發生後遺症的治療模式。

治發燒視同作戰，失先機滿盤皆輸

臨床上觀察，我認為是風寒外感沒治好的體質改變，就是外邪殘留在身體，也是大家所熟知的「半健康」狀態；這也提供了後續風熱外邪入侵人體時，最好的發病環境及戰略基地。

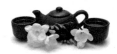

風熱發燒的病情發展，非常不同於風寒發燒，不但容易發高燒，而且令人非常不舒服，全身痠痛到不行，坐也不是、站也不是、躺也不是、心裡很煩躁，人也無力到不行，什麼事都不想做，什麼事也做不來。

濃黃鼻涕多到無法呼吸，只能用嘴巴代替呼吸，眼睛佈滿血絲，頭劇烈疼痛到好像要炸掉，連腦袋也好像塞了一大堆鼻涕，完全無法思考；喉嚨又乾又痛，有時嚴重到根本沒辦法吞嚥飲食。

最糟糕的是病程發展迅速，入侵各器官、各系統的破

壞力驚人，對中醫而言，是一個需要立刻介入的緊急病情。可惜的是大家不了解，即便找了西醫看病，也不見得能得到合宜的處置，而一再的延宕了救治的黃金時機。

大家一定要正視上述的症狀，第一時間尋求中醫的療法，要搶時間如同作戰，因為在門診，我們收治太多這類失治後的麻煩病情，病人多到看不完，又需費時悉心調理。

中醫的切入治療，如庖丁解牛

大家都習慣這樣的傳言：「中醫善於調理，較適合治慢性病；對急重症是沒辦法的。」錯、錯、錯；中醫自古以來理所當然可以治急重症、時疫猛病，中醫學有數千年的臨床實證、對治處方，的的確確展現與護衛了華人數千年來的健康，這是不爭的事實。這也就是我為什麼要寫這本書的理由，因為這個錯誤觀念不糾正，再有一百個我，也來不及幫忙沉淪在疾病苦海的朋友們。

人總有些慾望、弱點，感冒時，有人還是會忍不住吃水果、生食，天熱貪涼，全身汗流浹背，直接猛灌冷飲吃

冰，或對著冷氣、風扇，汗不先擦擦而是任由吹到乾……這些不智的行為，都在在弱化身體防禦的功能機制。當多次小感冒累積下來，我必須說，台灣有太多的人處在鼻黏膜水腫、鼻竇積水阻塞、下鼻甲肥厚、後咽淋巴發炎結節等局部慢性發炎的半健康狀態。

這在平日或許還不打緊，但一旦再感冒，而有發燒、全身痠痛、極度疲倦、濃黃鼻涕、眼睛紅腫、劇烈頭痛，或喉嚨乾痛等症狀時，我強烈建議請立刻找中醫看診！風熱外邪剛開始入侵之初，僅有很短的幾個小時，像古籍所描述的症狀，「風熱病者，風熱之氣，先傷皮毛，乃入肺也。其狀使人惡風寒戰，目欲脫，涕唾出。」若能把握住還有怕風、怕冷可能會打寒顫的初病階段，立即切入治療，這本書的後半部，有一大半不用看了，因為不會發生那些令人討厭的長期慢性後遺症。

這階段的治療，中醫會用「桑菊飲」、「銀翹散」等辛涼解表，發散風熱的方子。桑葉、菊花、薄荷、杏仁、桔梗、連翹、甘草、葦根是桑菊飲的組成，桑葉、菊花、薄荷是大家耳熟能詳用來清熱的藥材，搭配有解毒功能的連翹，又兼顧到火熱恐會令人消耗身體的津液，而加上可生

津止渴的蘆葦根，一如中醫治病的普世原則，可說是面面俱到的處方；當風熱症狀較輕時，往往只需開一天份的藥就能解決病人的不舒服。

在這階段，將對治風寒發燒的麻黃湯熬煮成湯劑，是為最理想的治療劑型，不要嫌麻煩，因為勝負立判；用藥對症時，一天之內，包括輕微發燒等的症狀立刻退去而痊癒。若觀察服藥後三個小時內，包括原本輕微發燒、目紅、頭痛等的病情症狀有愈趨加重的話，表示身體的自癒力仍嫌不足，擋不住來勢洶洶的風熱外邪，則需改開立包含更多清熱藥如銀花、淡竹葉、淡豆豉的「銀翹散」更為對症。

金銀花、連翹、荊芥穗、淡豆豉、桔梗、薄荷、牛蒡子、甘草、竹葉、鮮葦根是銀翹散的組成藥材；而調配上也很特殊，銀翹散用清熱效果較好的鮮葦根湯取代一般的水來煮藥，於是一個原本看似猛火燎原的病情，也就在不需要到三日的劑量下撲滅了。

絕對不可失守的防線，扁桃腺

　　當風熱外邪剛開始入侵時的黃金治療期沒有好好把握，病邪攻克呼吸道的黏膜組織後，接著攻擊扁桃腺，扁桃腺是淋巴組織所集成的團塊，由於長得像扁桃而得名。

　　淋巴系統包括扁桃腺、脾臟與胸腺，扁桃腺是淋巴系統的一員，淋巴系統的主要功能，是參與人體的第二道防禦體系，也就是所謂的後天免疫（adaptive immunity）。透過辨識入侵的微生物，將這些病原體結合在組織液中，經淋巴管循環到淋巴結，再由淋巴結內含有活化的淋巴球分泌抗體或吞噬抗原的方式，消滅淋巴帶來的病原體，之後再將乾淨的組織液導流回靜脈循環。

　　扁桃腺在過濾所有通過口鼻進入體內的病毒和細菌，不同於一般淋巴結的功能，是非常重要的「守門員」或可稱之為「門神」。我個人認為，當第一道呼吸道黏膜防禦

失守之後，改變了充血的黏膜、肥厚的鼻甲、咽部的濕潤度等，這種改變是風熱型的病態，提供了腺病毒、EB 病毒、流感病毒、類流感病毒、克沙奇病毒（腸病毒）等風熱型病原一個良好發展的環境。一旦有病毒或細菌入侵，扁桃腺通常會紅腫、疼痛，化膿時則形成局部群聚白點或一片片白色分泌物，覆蓋在咽喉部，這對中醫而言已是病邪進一步深入人體，完全不同的致病因素及體質反應。

西醫療法，小心降低免疫力

西醫對扁桃腺發炎的治療策略，仍維持「靜觀其變」等的態度，會衛教病人：「病毒感染不能急，只有多喝水、多休息，才有抵抗力能對抗疾病。」

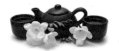

因為病毒感染沒有特效藥，所以只能透過退燒藥、抗組織胺緩解發燒、喉嚨痛等症狀，這類看似「支持」的療法，實際上是在降低免疫力，只能先等三天看看有沒有進一步化膿，如果有，代表防禦失守，確定已有繼發性細菌

感染或發展出併發症了。在我看，這等出來的結果，幾乎
已宣告保衛皇城的護城牆塌了。

　　兩百多年前，沒有抗生素的年代，病至此，等同宣告
一個人已進入危症了；雖然古籍記載「急性乳蛾」或「風
熱喉痹」等病，的確相似化膿性扁桃腺炎，要救急的此時
此刻，藥物若還要煎煮會緩不濟急，聰明的中醫學提出了
「用針法」來達到迅速緩解的效果。《針灸甲乙經・卷十二》
中便提到：「咽中痛，不可內食，湧泉主之」，或用少商放
血。

● 湧泉穴

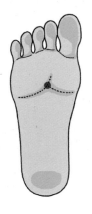

腳趾往腳掌心彎，在足掌的前三分
之一處人字紋凹陷處即是。

● 少商穴

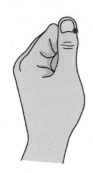

手大拇指外側指甲根稍外側。

　　湧泉穴是足少陰腎經的井穴，井穴是經絡的經氣源源
所出之穴，對消炎鎮痛很有功效。少商穴，為手太陰肺經
的井穴，專門清肺經之熱的急症，是止喉核腫痛的要穴。
《玉龍歌》記載「乳鵝之症少人醫，必用金針疾始除，如
若少商出血後，即時安穩免災危。」可見這已是流傳千年
的療法。

　　其他的清熱解毒藥治療，如「清咽利膈湯」加減，比
「銀翹散」更進一步運用金銀花、連翹、梔子、黃芩、黃
連瀉火解毒；桔梗、甘草、牛蒡子、玄參利咽消腫止痛；
荊芥、防風、薄荷疏風散邪；為了加速退去火熱，用生大
黃用通大便的方式，瀉掉體內將要燎原的大火，隨著先用

針的緊急處置後，火氣已瀉去大半，隨即讓病患服用清熱解毒方藥治療。治病當然要除惡務淨，因為熱毒的酸化濕濁或再深入侵其他系統、器官的潛質，如同野草，根深蒂固，春風一吹很容易再生。中醫用這種觀念及療法，我認為除了可避免勾起自體免疫疾病的連鎖反應，也可避免酸化體質造成日後「長東西」的人體培養皿。

我個人經驗是急性扁桃腺炎，在一開始時仍多為病毒感染的階段，不宜用現代醫學「消極等待」的治策，必須採用中醫的積極介入，才是最佳的有效治療。先「針」的療法，有時如魔術般的效果令病人驚嘆稱奇，依照中醫的理論，感冒、發燒、喉嚨痛是歸屬於肺系統的毛病，當然針灸取穴時，在肺經絡的穴道上找，最為合適不過了。但我們必須認知到：扁桃腺發炎的發燒，不同於其他感冒或風寒型外感的發燒，急性扁桃腺炎是火氣很大的熱毒，所以在選穴上要準且猛！

《靈樞・九針十二原》記載：「所出為井，所溜為榮，所注為輸，所行為經，所入為合。」在中醫的理論中，人體手足的十二條主要經絡，分別從四肢末端，向手肘與膝關節方向，隨著經氣運行，排列出「井、榮、輸、經、

合」五輸穴。

- 井穴：分佈在手指、腳趾的末端，井、意指出水的源頭，是經絡的經氣所出；具有通陰陽氣血的作用，多用於急救，有開竅醒神，消炎鎮痛之效。
- 滎穴：分佈於掌指或蹠趾關節之前，經氣好比涓涓小溪；有可退熱的特性。
- 輸穴：分佈於掌指或蹠趾關節之後，像水流由小變大，經氣漸漸豐盛。
- 經穴：多位於前臂或脛部，經氣似大江大河般盛行。
- 合穴：多位於肘膝關節附近，有如江河入海，經氣充盛合於臟腑。

　　手太陰經脈的井穴少商穴及滎穴魚際穴皆為專門清肺經之熱的急症用穴，門診時若遇到正在發燒、喉嚨痛的扁桃腺炎病患，有時一針，喉嚨痛立刻緩解，留針一小時後有時連發燒都退去而痊癒。

● 魚際穴

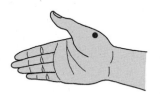

位於手掌深淺肉色交界，隆
起邊緣線的中間點。

　　如果沒發燒的喉嚨痛或慢性扁桃腺炎病患，往往是久
病反覆發作的半健康狀態，此時會考慮挑湧泉穴下針，湧
泉顧名思義就是經氣如水般湧出。蘇東坡在《蘇沈良方》
中提到：「按摩兩腳心（湧泉穴），及臍下腰脊間，皆令熱
徹，且試行二十日，精神自己不同，覺臍下實熱，腰腳輕
快，面目有光，久久不已。」可見湧泉不愧為養生極佳的
「長壽穴」。肺系統的毛病為何會挑腎經的穴道呢？原來中
醫在五行五臟理論中，肺金生腎水，也就是說肺的機能能
生養腎的機能，肺因此與腎有了類似母子的關係，如果母
系統病久了，自然會波及到子系統，所以挑子系統的湧泉
穴，來達到以子治母更好的效果。

　　實際上，中醫這種五行五臟母子關係的理論，常運用
於臨床診斷、病理變化推演及治療學上，如鼻病篇有提到

黑眼圈，黑在五行五臟理論中，是屬於腎的顏色，鼻病是肺系統的毛病，卻於鼻附近顯現其子腎系統的主色「黑」色，這在中醫診斷學，稱為母已病久，且波及到腎的系統，意思是這個鼻病不會很快好，即便是沒症狀了，也要培元固本，調補肺、腎三個月以上，這就是中醫所謂「望而知之謂之神」的功力之一。

　　小朋友剛進診間還沒坐定，我幾乎能預知父母準備開口要描述過去多年慘烈的就醫病史，而且已有譜準備要開立的處方、治療策略、飲食宜禁衛教、調理時間等等，心中早有定案，這就是中醫看病的精妙之處，看似快速的看診，但卻將療程細細掌握了然於心中。

　　扁桃腺發炎狀態最好能同時做細菌培養的化驗，並於懷疑或確定已為細菌性感染時，施予抗生素。我必須說，過去一百多年來，人類的健康可以大幅改善，壽命得以延長，西方醫學一舉躍升為世界各國的主流醫學，抗生素藥物的發展具有絕對性的角色，這絕對是一偉大的發明，是治療細菌性感染疾病的利器。因此當疾病發展之初，可以用中醫快速痊癒的時機被一再錯過之後，當病情已由病毒感染轉為細菌感染時，治療策略乃需轉採用「以抗生素為

主、中醫為輔」的療法。

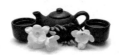

　　我鼓勵「中藥合併在抗生素療程中」的治法，因為抗生素是「很有效率的傭兵」，但別忘了，這些傭兵並不能強化人體自身自癒力的，用中醫藥療法隨行於抗生素療法，可隨時微調人體的「正氣」，就是中醫所謂的自癒力，尚且可以壓下隨時可能病變造成一生遺憾的嚴重後遺症。

　　不過如此一來，療程已由原本中醫療法的「短短數天」內痊癒，下修為「以周為單位」的療程了。因為抗生素有治療扁桃腺細菌性感染的療程，約莫至少需服藥一周或十天以上，才不致讓未完全殺死的細菌產生抗藥性，發展成為慢性扁桃腺炎。

抗生素，細菌和免疫系統的兩面利刃

　　抗生素藥物雖然是一偉大的發明，在體外研究能準確的殺死細菌而達到快速痊癒的成效，在人體的運用也的確

活人無數，是一標準針對特定細菌的「對抗療法」。但百年來的發展，開始出現明顯的問題，因為抗生素療法，用於人體的結果，始終不如實驗室研究的成效，問題就出在「人」生病時複雜多變的身體環境。

　　體外實驗室研究成果，清楚的顯示抗生素藥物能如何令特定的細菌停止生長、破壞其基因傳導物質、令其死亡等，完全不用考慮藥效與發生細菌侵襲所在的環境差異。例如，處在扁桃腺或泡在鼻竇的發炎積液時，溫度及血液循環是否改變了細菌的代謝？此時人體的免疫系統反應如何？這些發生在細菌的藥效，與對人體健康細胞及免疫細胞的反應又如何？當醫生開立這些確定對感染細菌有效的抗生素藥物時，不論病人是大人或小孩，服下之後，實際上產生了諸多意料外的問題，而這些問題，至今也仍存在著太多的不確定與疑惑。

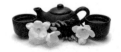

　　抗生素療法雖是一個對的療法，卻對於被治療的病人之後會變化如何的預測性不高。

　　抗生素療法的研究告訴我們，病人有多少機率接受十天內的抗生素治療會痊癒，可能有多少機率需服用超過十天以上的抗生素才得以治癒，可能有多少機率雖規律的服藥，仍發展成為慢性扁桃腺炎而需接受手術切除。

　　這些機率的數字，對病患本身的意義不大，因為一旦當病人發展成為慢性扁桃腺炎時，對他而言就是百分之百。

　　有病人會追問：「我都乖乖遵照醫囑，為什麼我還得要切除扁桃腺？」這些問題，西方醫學是無法預測、無法有完整脈絡清楚的回答，但中醫能。中醫是從人對細菌或病毒的反應，服藥之後病情的表現及發展來預測，中醫透過望、聞、問、切來評估這位病人原本的自癒力如何？病人用抗生素後自癒力的反應如何？病人腸胃道功能有沒有差別變化？中醫是很有系統的在檢視人體反應與用藥關係，特別是脾胃功能，牽涉人的後天之本，能不能對病中已被消磨的體力、自癒力，起到補充的作用。

　　過去就被熱毒影響處於酸化體質的人、常容易感冒自癒力差的人、肺系統久病有黑眼圈的人、營養吸收差腸胃

系統不好的人，都是中醫預測即使完成抗生素療程，病人也很容易發展為慢性扁桃腺炎，或未來接受切除扁桃腺機會高的人。這些都是依據中醫對這整個風寒、風熱、熱毒發展的病理深切了解，如此一來，中醫才有辦法完整、脈絡清楚的預測和治療這個病人將要面臨的困境。

因為自癒力已被打趴了，抗生素療法孤掌難以回天，我很樂於這種「中西醫併治」的看病模式，非常有掌控性，也是中醫看病的長處，就是「辨證論治」，就是相信身體不會欺騙的語言。如同天候發生異常，威尼斯逐年被上漲的海平面吞噬，千里外北極熊數目越來越少，都導因於北極冰原一直持續在消融中。對資深中醫來說，看病時就是診斷與相信身體各部位所產生的證狀，彼此間是有關聯的，在此關聯下，尋求在這樣的人體變化過程中，訂出介入治療的方略與預後。

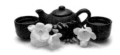

有些小孩動不動就扁桃腺發炎，引發喉嚨腫痛，如果這孩子的外感風熱總沒有好得很完全，每個月都會因為扁

桃腺的喉嚨痛而發燒，需要去看醫生，就是上一次外感沒治到好的證明。

　　反覆的扁桃腺發炎，家長看了會很緊張，這樣拖過半年、一年，終於受不了了，乾脆聽西醫建議去把扁桃腺給切除掉，這些對中醫師來講，是先治壞的一個病後，又加碼治壞了另外一個病。

扁桃腺失守之後

　　急性扁桃腺細菌性感染的治療，一定要成功，一旦失守，好一點的情形變成「慢性扁桃腺細菌性反覆感染」，最後可能要手術切除扁桃腺。更慘的是，當扁桃腺感染遲遲不癒而繼發受到細菌感染，通常是 A 群乙型溶血性鏈球菌（group A streptococcal bacteria）的化膿性感染後，除了會向上發展成為急性鼻竇炎且導致中耳炎外，可能引發自體免疫機轉異常，造成全身結締組織非膿性炎症反應，包括關節、心臟、血管、腦、皮膚及皮下組織等受到影響。

　　表面上看起來也像發燒，不過此時稱為「風濕熱」，經常都是發生在 6-15 歲的小孩身上，常常在細菌感染後

2-3 周，就開始攻擊各器官。風濕性心臟病的發生比率約
9 歲以下每 1000 人中有 1.3 人會發生，算是高的；主要
是攻擊心肌及瓣膜，而導致心瓣膜缺損的長期慢性心臟
病。另外一個重要的器官損傷，就是急性腎盂腎炎，都是
殘留下長期而慢性的健康損害，影響一生的生活、飲食、
運動、旅遊等各層面的生活品質，每每碰到這類病童，是
很感傷的，我總認為在本章病症發生前，若就給中醫三個
月治療或調理的時間，可能結果完全不同。

　　基於這個道理，我提出了治療扁桃腺細菌性感染，需
以抗生素為主，輔之以中醫療法為最棒的「整合療法」！
抗生素的針對性很強，而中醫療法用來協助被晾在旁邊的
免疫系統，及保護或強健病患的腸胃系統。這樣的相輔相
成，除了採用原來中醫辨證論治的優異特性外，即便是用
抗生素的療程，病情仍會呈現被抗生素治療下，往痊癒方
向改善中的減輕。

　　但也可能是有一些壓不下來的時好時壞，這時中醫在
治療同時，也會預防抗生素對腸胃系統的傷害。包括加入
保護或強健病患腸胃系統的藥，一如桑菊飲裡面的葦根或
銀翹散中用新鮮的葦根煎成藥湯來服藥；因為扁桃腺細菌

性感染是熱病，很容易令人口渴，而吞到胃中的細菌，也
會引起胃部的反應而產生口乾、口渴等的火氣。

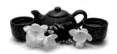

　　實際上抗生素改變了我們腸胃正常的菌種，使得由腸
胃道所製造、生產的免疫大軍開始產量驟減，當抗生素很
強悍的殺掉細菌的同時，身體的免疫能力，也從那一刻起
開始逐漸弱化，如此又怎能協同抗生素療法快速恢復健康
呢？這種傷害，是在西醫療法下最無法預測的部分。

　　在中醫門診，我常用「涼膈散」、「眞人活命飲」、「清
咽利膈湯」、「五味消毒飲」、「普濟消毒飲」等方子加減敗
醬草、沙參、生地、麥冬、石斛、天花粉、茯苓等中藥來
搭配抗生素療法，藉此而得到更好的痊癒療效，病患也因
此不會有抗生素療法痊癒後，「很虛」或「很傷」或「沒
有元氣」的感覺。急性扁桃腺炎治療，還可以用「冰硼散」
吹敷喉部患處，以淡鹽水漱口，或在少商、商陽穴、中衝
穴放血治療做「外治方法」，以清瀉毒熱，來緩解咽喉疼

痛的症狀。

● 商陽穴、中衝穴

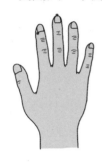

商陽穴，位於食指外測距指甲角
0.1 寸處。
中衝穴，位於中指末梢尖端中央。

　　當然這種中西整合療法，並非是一起服用中西藥，目
前我建議中藥飯前吃，西藥飯後吃，目前大多數民眾不了
解這個道理，而僅用一個模糊的「中西藥一起吃，會不會
反而有副作用？」的疑慮猶豫著，而沒有同時就診中醫。
我覺得病人從感冒發病的第一刻起，該看中醫而沒有看，
任由病邪一層層的深入，自癒力已經從原本一天會痊癒到
一周才會好，還不趕快善用中醫來協助健康的恢復，實在
非常可惜。

　　我常跟醫學院的學生再三耳提面命強調：「什麼樣的
患者，可能僅用抗生素療法也可以痊癒；什麼樣的患者，

最好同時接受中藥甚至於針灸的輔助，不但快速恢復，也同時減少以後的生病……」果不其然，這些僅用抗生素療法的病人，經過兩個月、半年，兜了一圈之後，又分別再回頭來找中醫，調治看似該癒後的身體，卻已大不如前，或許變成每個月發燒一次、扁桃腺又化膿發炎的慢性病態……造成需再花三個月、甚至更久的時間，中醫的調理才能如願恢復過去曾經擁有的健康。

　　但如果是嚴重到心肌炎、瓣膜已結疤缺損、腎功能長期不足或腎性高血壓等時，那就難治得多了。這種依中醫理論去推演的病情預後，學生會說：「好像在算命喔，好準！」實際上，不是在算命，是真正深入了解「病的走勢及體質間變化」的道理，看病時了然於心，就像孫悟空翻不出如來佛的手掌心一般。藉此也要和讀者朋友溝通一個很重要的觀念：

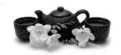

　　不要抱怨中醫調理體質，少則三個月甚至要半年之久，想想這個困擾病人問題，是多長時間累積所造成的？

中醫當然得按部就班，讓病邪怎麼來怎麼去。

　　我常形容中醫療法是「寬厚深沉、遠識兼照、造福於無形、消禍於未然、無智名勇功、天下皆受其賜」，在醫什麼？為病患減少了什麼未來的慢性病？箇中苦功，唯有中醫師自己最清楚。

　　最重要的是：既然選擇看中醫為您或您小孩「消災解厄」，請先對您所選擇的中醫師要有信心、並落實遵守醫囑！

第四章

咳嗽

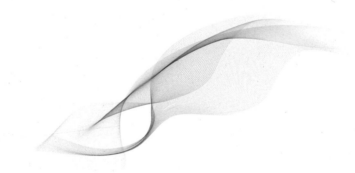

眞正撙節保健的療法

　　感冒引起的鼻塞、咳嗽，不會要人命，卻令人很難過，西方人或許認爲 "An apple a day keeps the doctor away!" 感冒看醫生？不必吧！在歐美，他們很清楚的了解：「通常醫生眞的不能幫你什麼，如果眞的很難受，那就去買成藥。了不起，打電話諮詢一下醫生而已。」因此感冒相關的非處方藥在美國很普遍。

　　曾經有國內學者也持一樣的見解，認爲健保的資源有限，感冒這種小病，民眾應多保持運動及控制體重，不要包含在健保給付，讓健保能有效運用在重病的病人身上，從我前幾章的立論可以知道，西方人與這位學者的說法，在西醫治感冒這件事上，是正確的。

　　但在中醫的見解，可就完全不同了，感冒這種小病一開始就要趕快看中醫，很快好了，不但花費健保很少錢，

且預防了後續可能的鼻炎、鼻竇炎、中耳炎、咽炎、扁桃腺炎、支氣管炎、肺炎及其衍生的住院、抗生素、點滴、可能需要開刀的手術治療（如鼻竇炎、扁桃腺切除、肺炎引流等）病程較長又花錢多的醫療，這才是真正撙節保健資源最便宜的療法之一。

　　舉位 19 歲的女大學生為例，感冒引發急性高燒頭痛，實際上當天下午她在學校就開始發高燒、頭痛，但由於是從嬰幼兒時期生病就習慣找我看診，忍耐到晚上七點多才趕來找我看門診。當下我決定先施針刺療法，取魚際穴的理由為該穴是肺經五俞穴的滎火穴，而「滎主身熱」對正在發高燒的病症，尤其是合拍的一針見效。快速進針後，採取大幅度捻針的強刺激瀉法，病患主訴魚際強烈的針感外，全身更覺有股熱流，使原本怕冷的感覺明顯減少，在針刺治療後頭痛症狀立刻消失，高燒也於留針的一個小時後逐漸退去。隔日追蹤，她針刺後頭痛未再犯，高燒於當日回家後，在睡前已完全退去。最令她驚訝的是，原本令她翻來覆去，僅能趴臥在椅背上的劇烈頭痛，在診間用針後，竟頓時緩減，可在診間談笑自若起來，爾後續留針的二十分鐘，頭痛持續緩解。

針下魚際穴，不輸退燒、止痛藥的療效

　　看起來跟感冒一點關係都沒有，位於手掌邊緣上的魚際穴，對治療感冒引發的急性高燒頭痛，不輸於退燒止痛藥的療效！且有操作簡便、療效既迅速、副作用又少的優點，這個穴點不僅止於治高燒、頭痛，對於因為外感入侵而引發肺系統的火氣，如鼻、咽、支氣管、肺的火氣，皆有疏通肺經經氣，調理肺氣、清熱瀉火、止咳平喘的作用。古籍《神應針灸玉龍經》中記載：魚際穴「治傷風咳嗽」，利用魚際穴放血，可緩解嚴重的肺病急性喘息的症狀。西方人不了解鼻塞、咳嗽，甚至於很多的頭痛、慢性疲勞症候群、頸肩痠痛都與小小感冒沒有好好治好有關，因而輕忽了感冒沒完全好的嚴重性。

　　一到換季或溫差突然起伏很大時，在家、學校、公司、大眾交通工具上，總會聽到此起彼落的「咳嗽聲」。台語俗諺說：「醫生驚治嗽、土水師驚抓漏、地理仙仔驚羅睺。」家裡有漏水經驗的朋友，一定能體會那種用盡任何方法、找了一堆抓漏師傅、連樓上樓下鄰居也都全力配合後，仍抓漏失敗的痛苦。會找「堪輿師」無非是要解決

一些人世間沒辦法解決的事，但顯然「羅猴」這種煞星是堪輿師的罩門，往往也是束手無策，甚至於事沒辦好，自己倒落荒而逃了。俗話將「醫生驚治嗽」列於三個行業罩門之首，一語道破醫生對咳嗽，也是沒有三兩三功夫，別想輕易上梁山的不好治的病症。

感冒不看中醫的三誤

我已於書中指出：

- 風寒感冒剛開始，小小打噴嚏不治好，之後會衍生大麻煩；這是感冒剛開始不看中醫的第一誤！
- 中醫也可以治急症、重症、扁桃腺炎等，只是大家總當是「言者諄諄、聽者藐藐」很難去當真相信；這是感冒病邪已逐漸深入人體，且免疫力有些不敵外邪了，仍不看中醫的第二誤。
- 「醫生驚治嗽」，錯！這是第三誤。

這些都是目前一般民眾以訛傳訛的不了解，感冒不看中醫，小病初起的一兩天，看中醫就會好的病，拖到後來不得已，才來找中醫調理，就算三個月後痊癒，病人雖然很感激中醫的診治，但仍認為中醫是用來調理病後虛弱體

質很行的療法。要請大家了解的眞相是：

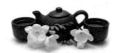

　　如果沒有不看中醫的前二誤，就沒有調理的需要，或
是即便需要調理，也不用花到三個月那麼長的時間。而
「醫生驚治嗽」的第三誤，是我希望這本書能減少太多飽
受咳嗽所苦的民眾，「咳嗽先看西醫」這個錯誤觀念不糾
正，只會有更多的中醫師，得收拾久咳不癒後，對氣管已
造成傷害，並禍及其他系統、器官的麻煩狀態。

正常呼吸道，
不會一感冒就咳嗽

　　鼻內發癢或不舒服、打噴嚏、流鼻涕（水）、鼻塞等，大部分民眾可能多已知道「感冒了」。這類治療對中醫師而言，也是辨識度極高的證型，在鼻炎篇章中，有提到小青龍湯證、麻黃湯證、桂枝湯證等都是一兩天內，就該要好的風寒感冒。但如果同時伴隨有咳嗽症狀時，事情可能就沒有那麼單純了。

　　咳嗽這個症狀對中醫師而言，是繼打噴嚏、流鼻涕（水）風寒入侵後，另一個辨識度極高的症狀，是風寒入侵人體嚴重程度的一個分水嶺。我簡單的說，就是如果自恃體質好，自癒力強，當感冒只有鼻內發癢或不舒服、打噴嚏、流鼻水等風寒剛開始入侵的症狀時，不想用小青龍湯、麻黃湯、桂枝湯等來加速風寒感冒痊癒的速度，也許的確不用看醫師，可能睡睡覺、喝喝水、多休息，感冒也

會好。但，當有這些鼻子症狀之外，合併有咳嗽時，即使是偶爾一兩聲，也要高度警戒，因為代表這次的感冒病毒，要入侵呼吸道黏膜的先兆。

　　鼻子黏膜在解剖的位置上，是第一個接觸到病毒的黏膜，而感冒常見侵犯的鼻病毒（Human rhinovirus），又以鼻子的溫度最適合其生存，因此常常鼻黏膜成為第一入侵戰場，而產生了鼻子的不適症狀。但不必然產生咽喉或支氣管的不舒服，因此當有咳嗽的症狀時，就要假設在第一線戰場有些擋不住了，開始往咽喉或支氣管的方向蔓延；我建議此時別再掉以輕心，該去看醫師、要服藥了。

　　此時用的藥，實際上與僅有鼻子症狀時的治療，基本上是一樣的，如《傷寒論‧太陽病下篇》記載：「傷寒表不解，心下有水氣，乾嘔發熱而咳，或渴，或利，或噎，或小便不利，少腹滿，或喘者，小青龍湯主之。」因此小青龍湯不僅是把守受邪後鼻子症狀的好方子，也是當出現咳嗽時的第一選方。就病情深淺而言，已不同於僅有鼻子症狀時的感冒，某個程度上也表達這兩組症狀群背後，代表病患自癒力是不同的。所以一有咳嗽發生，依我臨床判斷，還是趕快服藥為妙，以免這一拖就得咳嗽好幾個禮

拜，這是風寒外感入侵的快速療法。

治咳嗽必先檢視鼻子的問題

咳嗽病程也與鼻子症狀一樣，應該要速戰速決，兩三天內解決為妙，前文有提過：當前幾次的風寒外感入侵沒處理好，往往鼻黏膜充血腫大、下鼻甲肥厚等風熱的體質會產生，若再感冒而合併有咳嗽症狀時，往往會以風熱咳嗽的證型表現，中醫師會考慮開的處方是「柴胡升麻湯」、「甘桔湯」、「桑菊飲」、「銀翹散」，治療剛開始的咳嗽約莫一周左右可痊癒。

實際上正常的呼吸道不會一有感冒就咳嗽，在第二章鼻炎中，提到有些朋友在感冒好了之後，常講一講話，就要先清一清喉嚨、咳口痰出來，才比較能夠讓喉嚨講話順暢，這可能是慢性的咽喉發炎、鼻甲肥厚或鼻涕倒流等的慢性發炎所致，平日就常感覺喉嚨有痰的人，下次一感冒就會咳嗽，也是每次感冒都會咳嗽的人，而且每次一感冒都會咳很久的人。

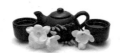

　　在考量治感冒咳嗽的處方時，若不先檢視鼻子，而以為可正確判斷致咳背景因素；或未先將鼻子狀況列入治療的計劃時，可預料這個咳嗽被治好的時間會拉長。

　　這是我在教導年輕中醫師時，常常特別強調的治療重點。一位對治咳嗽手到擒來的名醫，一定是能同時處理鼻子相關病症的高手，因此除了甘桔湯、柴葛解肌湯外，清咽利膈湯、辛夷清肺湯、辛夷散、蒼耳子散，都是開立咳嗽處方時，很常合併一起開立的方子。

咳嗽的寒、熱之分

　　中醫師看發燒的病人時，一定「問寒熱」，因為怕冷？不怕冷？就決定了不同治療發燒的方向，咳嗽也是如此。只不過發燒是問病人「怕不怕冷」是用來判斷寒熱；而咳嗽是由中醫師，依「咳嗽的臨床症狀」來判斷寒熱。一般而言，以咳嗽為主要訴求的病患，多已經錯失了第一時間

快速醫好的機會。

　　倘若咳嗽咳到會兩肋痛，病邪在肝；會心絞痛，病邪在心；會右肋痛，病邪在脾；會痰中帶血，病邪在肺；會背引肩痠，病邪在腎；這是在五臟的部分。若在六腑，病邪在膽，咳會嘔苦水；病邪在小腸，咳會腹痛；病邪在胃，咳會吐酸水；病邪在大腸，咳會溢大便；病邪在膀胱，咳會溢小便。

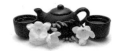

　　治咳嗽的療程至少一周，我建議即便感冒咳嗽好了，也最好配合中醫師調理，服藥調養一個月來斷病根！

　　風寒入侵會導致呼吸道黏膜內的漿液腺、黏液腺，產生大量稀稀白白的分泌物，在中醫稱爲「水飲」。初步侵犯鼻部用「小青龍湯」治療，即便剛開始侵犯咽喉及氣管而產生稀稀白白、容易咳出的痰時，仍維持用小青龍湯，是絕佳的選擇。小青龍湯中用麻黃、桂枝兩藥來解除外邪風寒，麻黃桂枝都是熱藥，可以溫化水飲。乾薑跟五味子

是很好的止咳藥，可以治療如果當這水飲已蔓延到支氣管時的咳嗽有痰。

但如果這水飲積在喉頭與支氣管間，咳嗽有痰，而導致胸腔內滿脹、呼吸急促而喘時，喉嚨裡常會有「呼嚕呼嚕」痰鳴的聲音，爲中醫屬於寒飲咳喘的診斷，宜用小青龍湯修改變化的「射干麻黃湯」治療，方中射干減少積在喉間過多的痰；麻黃宣肺散寒；搭配紫菀，款冬花、半夏幫助射干治咳化痰；生薑、細辛幫助麻黃驅散寒飲，五味子收歛咳得太厲害傷害肺氣，大棗有扶持元氣的效果，是風寒深入而爲寒飲咳喘常用有效之方劑。

如果這風寒除了產生咳嗽、痰沒有那麼多，而是以胸腔內滿脹、吸不進氣而呼吸急促爲主要症狀時，要注意已有氣喘之先兆，如果病人是不容易流汗體質的人，此時宜用「三拗湯」，方中用麻黃、生薑發汗散寒，宣肺平喘；用杏仁降肺氣，止咳化痰；甘草協同麻、杏利氣祛痰，這個方子比較特殊的喝法，要多加薑片煮藥，並且喝完後蓋棉被睡覺休息，希望能有微微出汗，爲止咳嗽、預防進一步發展爲氣喘的好方子，咳嗽至此，雖漸露危象，但還算是容易在一周內治癒。

治咳，不是關門抓賊

　　感冒受了風寒，無論入侵是在鼻子、咽喉、氣管，都還不至於打敗中醫師；但在台灣，我們看到延誤病情以後才看中醫的病患佔大多數。當一而再感冒後，逐漸充血腫脹的黏膜及鼻甲，已因積累而愈易肥厚，調節吸入空氣的溫度、濕度的能力越來越弱化。中醫學對咳嗽治療的觀念是：不要想關門抓賊，用對抗療法去抑制咳嗽，而是要用「將賊趕出門」的作法，咳嗽才會真被治好。

　　呼吸道對於冷空氣非常敏感，使得一再感冒時，不但有鼻子症狀、也直接就引發出咳嗽，因此若不避免與「寒」相關的刺激，感冒咳嗽就越不容易在一周內治癒。現代醫學告訴我們：保護性的反射咳嗽（defensive reflex）是氣管、咽喉等處的受器受到某些刺激興奮時，會將訊息透過感覺神經，傳到延髓的咳嗽中樞，再經過運動神經去控制

呼吸肌、肋間肌及橫膈膜，而引發咳嗽。而這些咳嗽受器的分布，主要在呼吸道，鼻咽、耳朵、橫膈、下食道、肋膜、胃等處也都有，因此使得搔耳朵、喝冰水刺激胃，都會引起咳嗽。

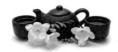

這些受器越往肺部深處越少，對人體而言，就越沒有警戒的作用，有時用肺部聽診及 X 光片檢查，才發現原來積在肺部深處有不少的痰，這些沒有排出的痰，都是細菌很好的培養液，這也就是為什麼肺炎及下呼吸道感染，這兩個疾病，始終高居國人死因的前十名。

當呼吸黏膜受病原感染時，滲出物變多，訊號會再進一步傳到腦幹，呼吸道局部血管等防禦系統，都會跳進來一起協防，而它們分泌的發炎介質再刺激 goblet cell（分泌黏液，有滑潤上皮表面和保護上皮作用的一種腺細胞）分泌出更多滲出物，並使平滑肌變形，造成咳嗽時會排出痰來。但是當這些發炎一再的被拖延沒處理，細胞協防的

機制逐漸弱化，身體會習慣並適應咳嗽這個動作，這也就是為什麼咳嗽拖久後，很難短時間醫好的道理。

　　兩百多年前的清代名中醫程鍾齡，以他行醫見解寫下了《醫學心悟》一書，書中明白的指出為什麼咳嗽不好治的道理：「蓋肺體屬金，畏火者也，過熱則咳；金性剛燥，惡冷者也，過寒亦咳。且肺為嬌臟，攻擊之劑既不任受，而外主皮毛，最易受邪，不行表散則邪氣留連而不解。經曰：微寒微咳，寒之感也，若小寇然，啟門逐之即去矣。醫者不審，妄用清涼酸澀之劑，未免閉門留寇，寇欲出而無門，必至穿逾而走，則咳而見紅。肺有二竅，一在鼻，一在喉，鼻竅貴開而不閉，喉竅宜閉而不開。今鼻竅不通，則喉竅將啟，能無慮乎？」我們的肺是一個嬌嫩的器官，程鍾齡這段敘述，清楚告訴我們：「治對了，咳嗽只是個小毛病，但也很容易在經驗不足的醫師治療下，越治越糟。」

　　程鍾齡擬了我認為適用於一個多次錯失小青龍湯、三拗湯，就能治癒感冒的階段，上呼吸道已經有慢性發炎，一感冒就容易有咳嗽症狀的方子「止嗽散」。不用麻黃的熱藥改採用荊芥來發散外邪；用有潤肺、降逆止咳的紫

菀;搭配百部、桔梗、白前、陳皮等可以化痰的藥,十分
適用在感冒後喉嚨容易癢癢的,想咳嗽而且白色的痰還不
會太難咳出的症狀。我們把這三個湯方做簡單區分:

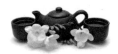

- 「小青龍湯」用在鼻子症狀多、咳嗽有但不太困擾
  病患的階段。
- 「止嗽散」用在病患的主要問題就是咳嗽。
- 「三拗湯」的咳嗽,有胸腔內滿脹吸不進氣、呼吸
  急促的症狀。

熱咳與寒咳最大的不同在於痰

中醫將咳嗽分為外感及內傷兩大類,本書主要是針對
由外而傷人的外感咳嗽,而外感咳嗽又大致上分為寒咳、
熱咳及燥咳。診斷熱咳與寒咳最大的不同在於痰——

熱咳的痰,稠而黃、咯痰不容易咳乾淨、而且咳得劇
烈也容易聲音沙啞,主要的治療方子有桑菊飲、銀翹散,
在發燒章節我有提過這兩個方子,主要針對台灣很多一再

感冒卻都沒好好治，而一直處在鼻黏膜水腫、下鼻甲肥厚、後咽淋巴發炎結節等局部慢性發炎的狀態，又再次感冒，轉風寒爲風熱發燒的用藥。

這階段雖然是慢性呼吸道發炎的再次急性感染，不過運用桑葉、菊花、薄荷大家耳熟能詳發散風熱的藥材，單獨對發燒這個症狀而言，是幾個小時內就退燒的好方子，而不同於麻黃湯治療風寒型的發燒，燒退了就好了，而是燒退了還要花調理的時間，去處理已被改變爲慢性呼吸道發炎的體質。

倘若這次感冒發燒又沒有快速治療退燒的話，無非再挑起誘發或加重鼻黏膜水腫、下鼻甲肥厚、後咽淋巴發炎結節等的病態，下鼻黏膜及後咽很快就會被攻克，而往更深的喉嚨及支氣管的呼吸道入侵，會馬上表現出咳嗽的症狀。而且水腫的呼吸道持續發炎，會使得原來風寒或水飲狀態下呈現清、白、多的分泌物，開始轉變爲稠、黏、黃的分泌物，也由於變稠、黏了，不容易咳出來，而變得越咳越劇烈了。

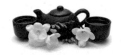

　　當用一天用藥，發燒會好的先機已失，病人開始至少一周以上的療程；而且即使咳嗽好了，要花再更長些，約莫兩個月時間，去將弱化的呼吸道調整回來。

　　這是重要治癒咳嗽的黃金階段，是決定病患以後是回到以前，人家都在感冒自己不太感冒的體質，或以前感冒只會打一些噴嚏，而現在感冒，一定會咳嗽，而且還不太容易短時間內會好的體質。

咳嗽黃金交叉的妙方「麻杏甘石湯」

　　《傷寒論》設計了一個處理由風寒漸轉為風熱咳嗽黃金交叉的好方子「麻杏甘石湯」，從方劑名稱就明白的標出含有麻黃、杏仁、甘草、石膏四味藥，這是一個將寒藥與熱藥合在一起使用的經典範例。我在鼻及發燒篇中提到風寒感冒用麻黃湯，一旦風熱感冒，就不用麻黃等熱藥而開立桑菊飲、銀翹散來治療，但人體的反應並非那麼單純。

　　有一些情況是風寒入侵鼻內而引發嚴重的鼻塞、吸不到氣等症狀，但也同時誘發過去多次誤治或失治的鼻黏膜水腫、下鼻甲肥厚、後咽淋巴發炎結節等病態，直接轉為風熱的發燒、喉嚨痛、咳黃痰等症狀。中醫的說法是寒邪閉塞，使得熱邪悶在呼吸道，加重了發炎的反應，因此用麻黃來打開被風寒閉塞的肺系統出口鼻子，因為畢竟是風熱的呼吸道加重了發炎，所以方中用麻黃兩倍劑量的寒藥石膏，為主要清肺熱的藥，杏仁是搭配麻黃可以止咳平喘的；甘草搭配石膏，可以預防石膏的藥性太寒而傷到腸胃系統。

　　為什麼我說這是治療感冒、咳嗽的黃金交叉？因為，臨床上看到現在很多小朋友都喜愛吃冰、吹冷氣，發燒時，父母往往偏好直接用退燒藥降溫，這些都加速了小朋友經常處在鼻黏膜水腫、下鼻甲肥厚、後咽淋巴發炎結節等局部慢性發炎的狀態下，再一感冒，很快就進入要用麻杏甘石湯的風熱咳嗽病態。

　　若用麻杏甘石湯，發燒半天內搞定，咳黃痰則需要一周時間，再沒治好，風熱繼續在呼吸道向下呼吸道悶燒，很容易傷害呼吸道黏膜細胞的分泌能力，中醫稱為「風熱

灼肺」或「肺熱傷陰」；就好像焚風吹過，把細胞催老，並把表面的纖毛破壞，至此門戶大開，不但以後一感冒就容易支氣管發炎、肺部發炎。發生在成人身上，會種下慢性阻塞性肺病的因與果；發生在小朋友身上，則開始轉變為氣喘。一個小小的感冒，被醫到變成氣喘，對病人和醫師雙方來說，不僅雙輸，還是全盤皆輸！

　　我在臨床上用麻杏甘石湯治小孩子的疾病非常廣泛，除了感冒發燒外，對腸病毒、手口足病等，都是非常優的一個方子。像手口足病剛開始發燒，口、手開始呈現水珠狀疹時使用，有時不到兩天全部退掉；是很好運用於對西藥的退燒藥有副作用的小兒科病症。另一個重點是麻杏甘石湯味道很好喝，不像大家刻板印象中苦苦的中藥湯，小朋友不會拒喝，來門診確認病好了時，還會天真的問：「可不可以再喝那個湯啊？」

咳嗽在發炎，
爲什麼可以吃人參

　　人參爲五加科，多年生草本植物人參的根，一般栽培6-7年後，於秋季採收，是很重要的肺部調理或保養的好藥，人參一般是指如韓國的高麗參、大陸東北或吉林人參，補力強；西洋參能補氣養陰、清火生津，市售常名爲花旗參、粉光參或巴參，是治呼吸道病症。我較常選擇採用西洋參，東洋參則是腸胃系統弱時常選擇採用的參。在《用藥法象》中記載：「人參甘溫，能補肺中元氣；肺氣旺則四臟之氣皆旺，精自生而形自盛，肺主諸氣故也。」意思是人參特別能補肺的元氣，使肺系統運作良好，又由於肺主一身之氣，因此能讓其他的肝、心、脾、腎四臟的系統運作順暢。

　　人如果有很好的自癒力就不容易生病，所以人參在《神農本草經》記載可以「補五臟，安精神，定魂魄，止

驚悸，除邪氣，明目，開心益智。」治療範圍甚至可擴及到精神、心血管、眼科等科的疾病，也可以了解人參調理好的體質，的確比較有抵抗力，不容易感冒。但以感冒咳嗽而言，不是有發炎現象了嗎？這時候仍然可以用人參嗎？答案是肯定的！

使用人參，意在補強病人的自癒力

在《本草經疏》中記載「人參能回陽氣於垂絕，卻虛邪於俄頃……邪氣之所以久留而不去者，無他，其氣虛則不能敵，故留連而不解，茲得補而真氣充實，則邪不能容。」風寒入侵人體，自癒力好的人打一兩個噴嚏就好了，平日也不太容易生病，而自癒力差的人往往不敵風寒而留下感冒沒醫好的病態，或需打一連串的噴嚏，才能停止受到風寒後的刺激。

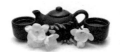

簡單的說，是個人的自癒力羸弱不足以速戰速決，不能一鼓作氣將敵人趕出體外所造成的結果，這就是古籍所

說的「邪氣之所以久留而不去者，無他，其氣虛則不能敵，故留連而不解」。

在這種情形下，以人參來補強病患的自癒力，當然能速戰速決，這是中醫在順勢治療觀念上，與對抗療法的西醫用藥最大不同之處。

用人參雖然可以加強病患的自癒力，但強化自癒力這件事，應該是平日就要做好訓練，一旦風寒來了，治療的主軸還是應該在如何把病邪趕出門才對，而不能只自顧的補強自癒力，甚至於加重外邪引起的發炎病態。因此針對積弱體質的治法，九百年前北宋名中醫師錢乙，在其所著的《小兒藥證直訣》一書中，設計了「人參敗毒散」這個方子，原理是有些小孩的抵抗力較弱，常由於抗病的自癒力較差，而使他們容易感冒，而且一旦感冒又不容易好，才想出攻藥及補藥皆在同一個方子的設計安排。

攻補藥同在的「人參敗毒散」

這藥方用人參來加強羌活、獨活兩味藥發汗解表，祛風除濕的力量，大家還記得我提過「風邪為百病之始」，

風常伴隨著寒邪使得我們的組織、器官、細胞水腫,而排不出去的水在組織或組織間造就水飲。從另一個角度而言,這也就是中醫所謂「濕」的由來,由於自癒力不足以排出這些多餘的水分,不宜用小青龍湯的麻黃,怕藥性太烈,會有心悸、口渴等副作用,而改為羌活、獨活、川芎較溫和的發汗祛濕的感冒藥,用桔梗、枳殼、前胡、茯苓處理咽及支氣管的細胞水腫及痰。

這種病況的病人,原本自癒發汗能力較弱,水濕容易堆積在頭、頸、四肢的筋骨,而產生痠痠痛痛的問題;人參敗毒散中的柴胡、川芎、少量生薑,能幫助排出這些濕氣,改善痠痛問題,與麻杏甘石湯同用兩極端的寒、熱藥味於一個方劑中的特點不同,人參敗毒散用兩極端的攻、補藥味於一個方劑中,展現了中醫師靈活設計處方的另一面。

了解了人參敗毒散的設計道理後,可類推到發燒時,病人時燒時退;咳嗽時而劇咳、時而輕咳;鼻塞時好時壞;肩膀僵硬、頭痛時好時壞等病況,皆可運用人參助病人一臂之力的觀念。而今,這個方子已廣為大人小孩使用,但有趣的是,一開始為了小兒科設計的方子,竟然不

僅可以適用在小兒科，連耳鼻喉科、家醫科、復健科很多
慢性咳嗽、鼻病，肩膀僵硬、頭痛的病患都會適用到。這
也意味著現代人弱化的自癒力，多少與慢性不舒服的呼吸
道系統及肌肉骨骼系統有相關聯性。

這些感冒症狀，
代表過勞的體質

門診中常見感冒後喉嚨痛、咳嗽、聲音沙啞，甚至失聲一直沒好的病人，中醫稱這情形為「陰虛勞熱」，也多是過去的風寒感冒沒治好，斷斷續續久咳後傷到聲帶，再加上平日的工作需拉開嗓門講話，因此一旦連續感冒，呼吸道就水腫進而影響聲帶的功能。

咳到沒聲音

會發生咳到沒聲音，意味著這位病人長期超時工作，並且超過可承受的壓力，中醫稱為「過勞而肺有火氣」體質的人。老實說是一個嚴重的身體警訊，民間常用「胖大海」泡茶喝，但往往療效很有限，是因為問題出在嚴重的身體警訊被不當回事。咳到沒聲音這特殊的症狀，恐怕不是民眾自己沖沖「胖大海」就會好的。

如果僅從治標的角度，用針刺手太陰肺經郄穴孔最穴在病情剛開始、聲帶受傷不深時，有立刻可以發出聲音的神奇功效。

中醫的針灸學中有一種特別的穴道分類，將十二條經絡由手指或腳趾，流向身體比較表淺、且治療功效大的穴點，稱爲「五腧穴」及「郄穴」。孔最穴是肺經經氣深聚的地方，孔字意指孔隙；最字，有「極」的意思，所以命名爲孔最，也是肺經的「郄穴」。

● **孔最穴**

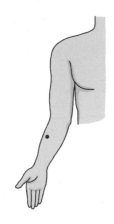

位在手肘窩紋，靠外側往下四個手指寬處。

用藥處方上，我拜在老中醫楊清福（阿福仙）門下時，被指定要唸的第一本內科的書《萬病回春》中的「響聲破笛丸」最為出名。方中薄荷為使用量最大的藥，在《本草綱目》中記載：「利咽喉口齒諸病，治瘰癧、瘡疥、風瘙癮疹。」可以了解薄荷為什麼大量使用在口、鼻、咽、喉等呼吸道風熱外邪的感染，而且對於頭頸區的淋巴結節有不錯的功效，也因此可以了解，飲薄荷茶的確具有清熱解毒的特殊優點，所以受到大家的喜好。

響聲破笛丸中另一個重要的藥材就是連翹，清代倡導整合醫學，擁有重要與崇高地位的中醫師張錫純，在他所著的《醫學衷中參西錄》中，記載使用連翹的心得：「連翹，具升浮宣散之力，流通氣血，治十二經血凝氣聚，為瘡家要藥。能透肌解表，清熱逐風，又為治風熱要藥。」除了連翹、薄荷疏風散熱，清利咽喉外，訶子止咳降火，砂仁開竅幫助發音；這是屬於風熱已深，逐漸化火化毒，和採用清咽利膈湯時一樣，使用大黃的概念，在於以通大便的方式來瀉火解毒。

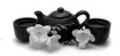

　　這是中醫獨到之處,當呼吸道黏膜受外感而水腫,腫在鼻、咽及聲帶,分別用藥不同,而風熱病症進而會波及到淋巴感染,所以風熱與淋巴結節的用藥相類似。

　　這在完全沒有病理、組織學理的古早時代裡,中醫學便觀察到與現代醫學一樣的病程推演,並提出優於現代醫學的治療策略,令人不得不敬佩中醫學辨證的博大精深與歎為觀止。

頸部淋巴結腫,酸性體質的第一步

　　很多朋友,尤其是小孩,感冒發燒後,頸部的淋巴結就腫起來了,主要是淋巴結(Lymph node)過濾了病毒與細菌,並由內含豐富的 B 細胞、T 細胞、漿細胞,和組織球等正規軍將病毒摧毀。

　　當身體在對抗入侵的病菌時,淋巴結內部的淋巴球會快速增殖而腫脹,於是感冒感染後,在頸部留下大小不一的淋巴結。在這看似平凡無奇的一個作戰經過,中醫非常

重視，會有淋巴結腫大的感染，中醫歸屬於「風熱沒有在第一線治好」的結果。之前文章曾提到，風熱的痰是比較稠、黏的，當這種熱痰拖延不好時，內悶的熱開始轉化為毒，人參敗毒散的用意，就在幫忙自癒力差病人與病邪戰爭能快一點結束，因為拖下去就會發展成內毒了。如果順利治好，就成功攔阻了將往身體深層發展的燎原之「毒」。銀翹散、鐵笛丸等這些治風熱的方子，都會用薄荷、連翹等清熱又兼有解毒藥的用意也在於此。

雖然中醫有完整的考量及治療策略，而病人不願意好好接受中醫療效治時，內悶的熱毒開始形成，表現出在頸部的淋巴結腫大，病到這階段，中醫認為原本風熱的黃、稠、黏，有形的痰，已經深入變成熱毒無形的痰了，這又稱為痰瘀、痰核、瘰癧。金朝、元朝時的名醫東垣老人提出了「散腫潰堅湯」，我認為這是非常了不起的世紀名方，方中黃芩、黃連、黃柏、知母、龍膽草，均為清熱瀉火解毒之藥味，黃芩、黃連、黃柏是大家非常熟知的「黃連解毒湯」的組成。中醫認為可以用昆布這類海生植物來化除這無形的痰淋巴結腫大；連翹、三稜、莪朮、當歸尾、白芍，協同一起散掉頸部不通的血、氣；栝蔞根、桔

梗，能消腫；柴胡、升麻、葛根，既解毒又可提振腸胃機能；是一帖面面俱到的處方！

　　當這種內悶的熱毒，進一步轉化爲無形痰的過程，就是「人體酸化的過程」。好比大熱天我們中午買了個熱便當沒馬上吃，裡面的肉、蛋等食物悶在裡面，還等不到晚餐吃時，就酸掉發餿了是一樣的。

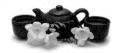

　　大凡是「熱」，中醫認為都會與「水」有關，一如大自然的現象，因為熱的能量，讓水產生了液體、氣體、固體的三態，也因為水，使得熱的能量能因此得以調節。

　　內悶的熱毒，如河流減速慢下來的濕地沼澤，大自然在陽光的熱力照射下，會長出苔蘚等植物；人體就在某些阻隔外來病原的地方，先是氣血不通，進而培養出容易長東西的酸性體質。

　　中醫清楚得知這樣的病程，設計了一系列的解毒、敗毒等方子，都同步同時的在處理這類病人體內的酸化，即便是一些癌症的治療，也都是延續這種治療觀念，調整重

組開立的藥方。

拖延不癒的燥咳

　　錯失治療咳嗽黃金階段的這些病人，連自己本身也都覺得體質在改變，以前大家都在感冒、自己不太感冒；現在只要有人感冒，自己一定感冒；以前感冒只會打一些噴嚏，而現在感冒，一定會咳嗽，而且還不太容易短時間內會好。中醫師雖然很容易就掌握診斷，但心裡不免暗自叫苦：「又要開始治療被治壞呼吸道的病人了，拜託他要有信心與耐心接受中醫治療，別當個半途而廢的病人。」先不管治療咳嗽的時間是要花一或兩周，後續兩、三個月要調理這瘡瘡疤疤的呼吸道，才是一個大工程！如果這位病患配合度又不高，生活習慣與飲食禁忌又不願遵守，那肯定是打敗醫師、還抱怨連連的麻煩病人了。

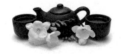

中醫治咳嗽：

不可以吃冰、生冷如水果的食物，甜的、油膩、辛辣

等助濕生痰及刺激咳嗽的食品要避免。室內要維持空氣清新、流通、溫濕度適宜，避免刺激性氣體、常戴口罩；吸菸的病人要戒菸。

　　病人如果不是有心、規矩的謹遵醫囑，那又是一個打敗中醫師，讓中醫師繼西醫師之後，被冠上「醫生驚治嗽」污名的病人了。往往當病人氣呼呼的指責醫師總治不好病時，請病人也冷靜回想一下：「自己是聽從醫囑，配合度高的病人嗎？」

　　呼吸道曾慢性發炎或抽菸的病人，呼吸道黏膜內的漿液腺、黏液腺，反覆多次已被刺激產生大量分泌物的時好時壞，逐漸失去正常的分泌功能，當再一次風寒外邪入侵時，雖然有怕冷、發燒等像剛開始的感冒症狀，但其鼻咽呼吸道就已呈現出乾燥現象，使得咳嗽呈現乾咳少痰，代表鼻咽受感染後，有轉為風熱的現象。

　　鼻咽呼吸道細胞，處在長期慢性發炎的情形下，失去功能、加上老化，此時不可以再用麻黃等熱藥，也因此階段的咳嗽更深入了，所以不適用「止嗽散」荊芥這些比較治表淺發散外邪的藥，中醫改以用溫而不燥，潤而不涼的

藥為原則，方子以「杏蘇散」加減為宜。方中以紫蘇葉、
杏仁、前胡，輕淡的辛味來宣散寒邪；用紫菀、款冬花、
百部、甘草，有溫潤特性的藥材來止咳；桔梗、枳殼一升
一降，幫助杏仁宣肺止咳；半夏、陳皮、茯苓，調理肺
氣、強健腸胃機能、以化痰為佐藥；生薑、大棗、甘草協
調諸藥。

　　「杏蘇散」方中君、臣、佐、使是中醫處方獨有的技
巧，用藥治療技巧也隨著病情越深而越來越高。另一個很
有效出名的方子是《醫門法律》一書中的「清燥救肺湯」，
這個方子我幾乎每一門診都大量的開立，清燥救肺湯是治
感冒燥性咳嗽的首選方外，也是因為湯方組成的藥物，可
以施用在婦科月經量少、卵巢因為熱邪而老化等病症上，
藉此又一窺中醫治腎系統疾病（子宮、卵巢、生殖的疾病
在中醫歸屬於腎系統），卻選用主一身之氣肺(肺金生腎水)
系統的治方，靈活調兵遣將多元的治療策略。

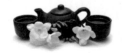

中醫主張肺主一身之氣，意思是行走全身的氣都與肺

的功能息息相關，《中醫基礎理論》提到「肺朝百脈」，指
全身血液匯聚於肺，經肺的呼吸，使富含清氣（氧氣）的
血液能運送到全身。現代婦女多坐少運動，骨盆腔的循環
欠佳，而有子宮、卵巢機能弱化、早衰的情形，有時除了
婦科的用藥外，也要將這全人觀念的行氣、調氣的作用一
起合併進來考量，以期達到更快更好的效果。

　　清朝名醫喻昌在 74 歲時創立清燥救肺湯，主要是鑑
於大陸秋天氣候乾燥，這種外感燥邪入侵人體時，比較會
有乾咳無痰，氣逆而喘，咽喉乾燥，口渴鼻燥等呼吸道黏
膜分泌不足黏液去對抗外邪的狀態，稱為「肺為熱灼，氣
陰兩傷」。治療策略除了清燥熱邪外，還要兼顧調養肺
氣，所以重用桑葉來清透肺中燥熱之邪，作為君藥，用石
膏、麥冬等潤肺瀉熱較菊花更強的藥，共為臣藥。

　　在《中醫基礎理論》中主張「胃土為肺金之母」，因
此用甘草、人參能益胃津，養肺氣；麻仁、阿膠比款冬
花、百部作為更潤肺的藥材；其他還有杏仁、枇杷葉，降
瀉肺氣為佐藥。設計上與清燥救肺湯觀念相似的名方，還
有「桑杏湯」，方中桑葉、杏仁為君藥；豆豉宣透胸中鬱

熱，梔子皮清上焦肺熱，同為臣藥；沙參、梨皮、象貝生
津潤肺，止咳化痰，均為佐使藥，是用在乾咳無痰，而咽
乾口渴還不到「清燥救肺湯」鼻燥咽乾那麼嚴重的階段。
桑杏湯、杏蘇散與清燥救肺湯，在方子的設計上，有其一
定程度的雷同及相異之處，對於影響呼吸道黏膜導致黏液
不足的咳嗽，思慮面面周到。

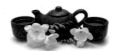

　　很會治咳嗽的中醫師在診病時，也要對病人的脾、
胃、腎、心等系統與肺系統的互動面面顧到。當然以病人
原本弱化的呼吸道而言，相信即使咳嗽好了，如何調養長
期處在慢性發炎、鼻咽呼吸道細胞的功能恢復及停止老
化，是需要時間、加上中醫師的智慧、病患的耐心，同一
陣線齊力配合，才能戰勝疾病的糾纏。

　　我一再提醒：「善於治咳的醫生，必細診鼻子。」在
咳嗽愈趨難治的階段，懂得把鼻子的問題列入治療考慮中
尤其重要；「辛夷清肺湯」就是在這階段常會搭配治鼻子

的方子。辛夷清肺湯是明朝名中醫陳實功在《外科正宗》中，設計用來治鼻瘜肉或下鼻甲肥厚的方子，外感風熱後，發生在鼻及肺黏膜位置不同的病況，體質上兩種病症是容易同時出現在同一個人身上的，當然處方上若乾咳無痰、鼻燥咽乾等症狀時，除了選擇桑杏湯、杏蘇散與清燥救肺湯等適合治燥咳的方子外，如果病人多一些鼻子的症狀時，會搭配以辛夷清肺湯的組成概念酌加辛夷，若乾咳無痰較明顯，則辛夷清肺湯中的梔子、黃芩等藥不用或者減少劑量，以免太過以致燥咳沒有好，寒邪卻傷了肺氣。

中醫對治氣喘治妙方

　　氣喘病是一種慢性呼吸道發炎，呼吸道上層黏膜腫脹的肺系統疾病，症狀可維持相當久，主要是呼吸道變窄而發出喘鳴的聲音，使得呼吸變得非常困難，表現出吸不到氣的胸悶及慢性咳嗽。雖然現代醫學認為兒童氣喘病大部分可以痊癒，然而從台灣小兒科照護這麼方便、普及的情形下，小兒科看氣喘的病人數仍然是有增無減。最糟糕的是，台北市 7-15 歲學童過敏罹病率快速增加，小兒氣喘病也逐年持續增加，可看出現代醫學在照護這方面疾病上的盲點及無力感。

　　我臨床觀察，如果能以中醫的療法及觀念，小朋友是可以及早恢復健康，過正常生活。當然氣喘可能是基因、環境、加上感冒誘發多重因素下的產物，而我們最容易控制的是環境因素，比如香菸、香水、煙霧、花粉、冷空

氣⋯⋯在這個條件下，靈活運用中醫的治療及調理，一般
都能有很好的成效。我在陽明大學做的研究，有一部分做
國人健保資料的分析，我的一位碩士班學生分析時發現，
國人用中醫藥來治療及調理氣喘的比例偏低，非常可惜。
我自己是婦科專門醫師，忙得不可開交的研究、教學、門
診，沒有時間再做這方面的宣導，希望除了我現有的病人
知道中醫在氣喘這方面的療效外，也是想藉本書來說明我
多年治氣喘經驗的中醫療法，能幫助到更多深受氣喘之苦
的朋友。

錯失黃金治療所造成的氣喘

　　如果您或您的小孩有氣喘，而想從這一章就了解中醫
如何治好氣喘，可能不太容易。就如現代醫學認為氣喘病
是一種慢性呼吸道發炎、呼吸道上層黏膜腫脹的肺系統疾
病，就可以知道一位氣喘的病患或小孩，早已多次錯失了
我所談過的反覆感冒，或上呼吸道感染時的「中醫黃金治
療時機點」了。

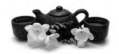

　　肺系統疾病中醫治療的理念就是「怎麼來怎麼去」，倘若拖延，讓感冒從初起入侵的鼻腔、鼻竇、咽、喉、扁桃腺、一步步的深入到支氣管，才會造成棘手的氣喘病。

　　因此在前面章節，我已談了許多可以對治氣喘的方子；小青龍湯雖然是把守第一關的重要方子，但當同樣的風寒外邪所引發的水飲，一路從鼻子往支氣管淹過去時，於是就引起稀、白痰多的氣喘，這時運用同樣道理，方中用麻黃、桂枝，發汗引導寒邪向外散去；細辛、乾薑、半夏、將從鼻子淹到支氣管的水飲，以溫藥散去，所以小青龍湯也是對治氣喘一個重要的方子。射干麻黃湯、三拗湯、麻杏甘石湯，也都是咳嗽嚴重到有氣喘發生時，中醫師會視病人狀況開立的方子。

久咳後的「上盛下虛」氣喘

　　打噴嚏主要是神經系統對鼻腔黏膜水腫的一種反應，

人在打噴嚏之前，咽喉、胸部、腹部許多肌肉收縮後，將肺部的空氣壓縮後，瞬間從口鼻腔將黏膜水腫的分泌物衝噴出體外的動作，但如果鼻子一直作癢連打噴嚏，或咳嗽咳到面紅耳赤、涕唾縱橫的結果，中醫稱做「上盛」。因為身體要將火力集中在外邪入侵的上呼吸道，但卻沒能快速驅逐外邪，而留下的慢性黏膜水腫、充血腫脹肥厚的鼻甲，慢性發炎的後咽淋巴結節、扁桃腺腫大等狹窄了的呼吸道，都屬於「上盛」病態。

打噴嚏，或咳嗽太厲害到漏尿，或膀胱、子宮下垂的結果，叫做「下虛」病態。這種久咳後上盛下虛的氣喘，宋朝皇家所編《太平惠民和劑局方》中的「蘇子降氣湯」，便是針對這種久咳後的氣喘而設計。中醫的下盤屬腎，因此「下虛」的病態採用補腎的肉桂，久咳後黏膜太乾，血液循環會不足，因此加上當歸養血潤燥來協助治療氣喘。蘇子是紫蘇的成熟果實，不同於杏蘇散中用紫蘇的原由是蘇子更能平喘降氣、止咳兼能潤腸通便，搭配前胡加強降氣的效果；另外有半夏、厚朴、生薑、大棗治痰，減少刺激氣喘。在咳嗽的虛症，會用人參補肺氣止咳，而在氣喘的虛症，會用肉桂補腎定喘。

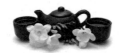

　　中醫有個理論「久病及腎」，意思是人體各系統所有的病，只要拖久了，就會影響或傷到屬於先天的腎系統，於是在治療學上，對各系統的慢性病都會考慮加上補腎、入腎或補精的用藥觀念。

　　氣喘是肺系統的慢性病，又與腎系統有肺金生腎水的母子相生關係，所以治氣喘，我個人是很重視腎系統的用藥搭配，一如在發燒章節中，慢性咽痛取腎經井穴湧泉的道理是一樣的。

　　基本上，蘇子降氣湯，是該用小青龍湯對治時醫師沒把握時機治好，持續內耗身體導致更虛弱的結果，使得寒痰壅滯在氣管引發的氣喘。另一個滿出名治療痰多氣喘的方子名為「三子養親湯」，是蘇子、萊菔子（蘿蔔的種子）、白芥子三種種子，搗碎用紗布包裹煎湯頻服，不同於蘇子降氣湯，三子養親湯較適用於胃腸虛弱、脹氣合併發生的氣喘，當急性氣喘咳比較穩時，仍然要花至少 3-6 個月，

調理因上盛慢性發炎而狹窄的呼吸道，「三子養親湯」是常用選方，也可以兼治因爲痰、鼻涕過多吞入胃中的病態調理。

　　如果原來是風熱咳嗽沒醫好的慢性痰熱體質，當再一次的外感風寒引起氣喘時，要用「定喘湯」來治療，這種氣喘的特徵是久咳黃、稠、黏的痰。方中沿用麻黃可平喘又可散風寒；搭配白果定喘，款冬花、蘇子、杏仁、半夏，降逆化痰；用黃芩、桑白皮清熱化痰。這處方裡的清熱藥不同於桑菊飲、鐵笛丸的薄荷、桑葉，治療比較清下呼吸道的痰熱。台灣的小兒氣喘，多都屬於定喘湯類型爲主，這是許多中醫對咳嗽、氣喘的治療策略，有寒熱之分，下呼吸道與上呼吸道各有不同的治療用藥，條理清清楚楚，用藥如調兵遣將非常用心思，截然不同於西藥的治療策略。

斷根多年頑固咳嗽，
攻中寓補，補中寓攻

　　肺炎、下呼吸道感染是住院率高、死亡率高的肺系統疾病，其中以慢性阻塞性肺病、多年頑固咳嗽的臨床症狀為最具代表性。

慢性阻塞性肺病

　　通常包含「慢性支氣管炎」與「肺氣腫」兩類疾病，是種長期、慢性、且無法恢復的呼吸道氣流阻塞，導致氣體無法通暢地進出呼吸道。常見症狀為長期咳嗽、有痰及呼吸困難、持續疲勞和喘氣，這些症狀每年發作時間至少三個月，而且連續兩年以上，稱為慢性支氣管炎。

　　如果肺泡破裂形成大的氣囊、肺的彈性減低、吐氣困難、不容易有效咳嗽，呼氣時有頸靜脈怒張的症狀時，即稱為肺氣腫。這在肺系統疾病而言，已是末端了，是病邪

最深入的終極傷害，之所以致命，多半是因肺氣腫而呼吸衰竭、或引發肺部感染、敗血症等病症，這類病患在現代醫學的治療多已不見成效，且也無轉圜餘地了。

　　病到了這個地步，患者轉來看中醫長達半年、一年大有人在，有意思的是，現代醫學認為已嚴重損害、無法恢復、不可逆的呼吸道疾病，試想一位病患，一咳就至少三個月，且年年皆如此，對家人、同事及社交是多大的困擾？我十八年來用中醫治療此類病患也算不少，治療後，出乎我意料的成效病人眾多，這類病患醫到僅偶爾咳一下，即便咳痰也不多，很容易就咳出來。相較過去那種長年咳嗽、呼吸困難、持續喘氣，每年咳三個月的情形，完全沒有了。對這些長年依賴西藥、進出急診及住院多次的病患而言，都認為是現代醫學不可能達成的療效；這說明了，即便是這麼糟糕的肺功能及狀態，也不要放棄！接受中醫調理後，可能有大幅改善的機會，至少讓自己脫離肺炎及下呼吸道感染容易上身的體質，離十大死因越遠越好。

　　肺炎、下呼吸道感染、慢性支氣管炎、肺氣腫，是一位病患過去十年，或一生在對抗外感病邪上沒有贏過的結

果，這已不是鼻炎、咽炎的局部充血、腫脹了，是整個肺系統都坑坑疤疤的斷壁殘垣戰場。因此治療的策略上，像打太極，時而攻，時而退，似有形的弱，卻無形的強。

外邪一開始是由鼻入侵，因此中醫治療雖然以下呼吸道病症的用藥為主、但也不忘輔以上呼吸道的用藥，因為壞掉的上呼吸道的「門戶」，若要下呼吸道病症治得好，遲早是要修理好的。除了主治肺系統外，中醫特別重視同時調治後天之本的腸胃系統，及先天之本的腎系統。這是中醫五臟五行相生相剋的觀念，在五行生剋關係中，肺雖然很重要，貴為一身氣的調控，而腎水是肺金之子（五行中的金生水），因此肺系統病久了，就會波及到掌管人老化速度的腎系統，而脾胃系統是肺金之母（脾土生肺金），因此肺系統病久了，務必要同時兼顧照料好掌管身體營養吸收的脾胃系統。

中醫在治療學上，特別設立一個類別的方子稱為「補益門」，補益門再依病情分為補氣、補血、補陰、補陽。在中醫病理學的理論，若以肺系統受邪為例，一開始受邪先是鼻，邪比較在外、在上，當這個邪氣無法被治癒，一直急、慢性的攻擊肺系統時，首當其衝傷到肺氣。受損的

組織如鼻、咽等處，再深化下去，代表已進一步傷到了血，指的是呼吸道肥厚、狹窄變形；大凡肉眼看得到的組織變化，中醫稱之為「傷到血」。

從此之後，病邪會逐步擴展，傷到下呼吸道的氣血，當呼吸道已傷及氣血，還一直無法被治癒時，則開始會傷到陰（是指傷到津液的分泌），到這地步，呼吸道細胞開始不分泌黏液、萎縮、纖毛消失等，為退化的第一步，最後如果失去過濾、潤濕、交換氣體等的肺系統功能時，如肺氣腫，表示邪就已傷到肺陽了。

「人參敗毒飲」中設計攻、補之藥一起運用的人參，就是一個重要的補氣藥，「蘇子降氣湯」中的當歸，就是一個補血藥，肉桂就是一個補陽藥，而「清燥救肺湯」中的阿膠就是一個補陰藥，因應不同病深淺、而有不同藥方的搭配用藥，是中醫師在研擬一個處方過程中，很重要的設計邏輯。

「百合固金湯」下呼吸道治療良方

「百合固金湯」也是我臨床看病，每天必開的方子之一，這個方子是治療咳嗽太久，在「清燥救肺湯」、「定喘

湯」階段可以治好的風熱，卻因失誤沒治癒，傷到肺系統的正常津液，呼吸道的細胞不分泌黏液而乾燥、纖毛消失又不容易咳出很稠的痰，慢性長期的咳嗽，甚至於劇烈時常咳出痰血來的常用方。方中百合、麥多養陰潤肺生津，是方子中的靈魂藥，中醫將之稱為君藥；生地、熟地、玄參、滋陰清熱、利咽喉為臣藥；當歸、芍藥養血益陰，桔梗、貝母清肺化痰止咳為佐藥；甘草協調諸藥為使藥。從藥方的組成，便知百合固金湯為什麼是治下呼吸道疾病非常重要、有效的方劑了。

「麥門冬湯」調理慢性咳嗽

方中重用麥門冬滋養肺、胃，清降虛火為君藥；人參益氣生津為臣藥；半夏降逆化痰為佐藥；甘草、大棗、粳米益胃氣，生津液為使藥。

藥味設計各有所司，功能一字排開，好像要討論國家大事，又好像要開仗前的戰情彙報，是非常有趣的中醫處方模式。因為麥門冬湯很好吃，也是小朋友超愛的方子，藥味單純，可同時兼調理後天之本的腸胃系統，是照顧肺系統慢性疾病老少皆宜的很特別方子。另一個麥門冬湯的

兄弟方「生脈散」，用人參補肺氣；麥冬養肺陰；五味子固表，一補、一清、一斂的三味一體，也是臨床上常運用的療效很好基本方。

我爲什麼會稱「百合固金湯」、「麥門冬湯」、「生脈散」爲基本方呢？因爲主力要顧好肺，其他搭配方劑便很好靈活運用：

- 補氣方劑

  有四君子湯、香砂六君子湯、玉屏風散、參苓白朮散。

- 補血方劑

  有歸脾湯、炙甘草湯。

- 補陰方劑

  有麥味地黃丸、都氣丸、大補陰丸、龜鹿二仙膠。

- 補陽方劑

  有腎氣丸、右歸丸。

對一個熟練的中醫師而言，在上述原則下調兵遣將，個人經驗，對於慢性阻塞性肺病的頑固性咳嗽也有很好的治癒成績。我丈人今年已96歲，在近87歲時由我調理他15年以上、慢性阻塞性肺病的頑固性咳嗽，由於他極

度怕冷，便以腎氣丸搭配百合固金湯，調理他陽虛的肺病3年，至今沒有再吃藥已6年了，他老人家不再受每年近5個月的咳嗽之苦，偶爾難免再有一些咳嗽，但並不常犯，而且痰也很容易咳出來，對他的生活品質改善極大。

重建自癒力重要的食療，滴雞湯

距今約兩百多年的清代著名醫學家徐靈胎所著的《神農本草經百種錄》特別記載了雞的藥用特性，認為雞于十二地支屬酉，而身輕能飛，其聲嘹亮，于五音屬商，乃得金氣之清虛者也。五臟之氣，肝木能疏脾土，肺金能疏肝木，雞屬金，故能疏達肝氣，是難得可以調養肝血，補脾養血的上品藥。

我覺得，洄溪老人融合了五行觀念及中醫基礎理論，精要的指點臨床如何運用這家常的食療。在其他古籍中，也指出雞有補氣益精、補腎清虛熱、強筋骨，活血脈的功效。因此，我常將雞視為治感冒不會好、久咳、過敏性鼻炎、氣喘等一個非常重要的調理方法。

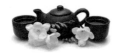

　　依中醫的辨證，急性化膿性扁桃腺炎、黃、稠、腥臭味痰或鼻涕等實熱的證型，不宜用雞來補以外，雞可算是最佳的藥材之一。但此食療法的效果，竅門重點在於蒸雞時，所滴湯汁的濃度。

　　根據我的經驗，雞的補氣益精功效，對於肺氣腫、慢性阻塞性肺病、氣喘等下呼吸道疾病的病友，最好是一天一隻雞去清蒸、滴出雞湯的濃度，三個月內喝掉三十隻雞的湯汁，主要是取雞湯冷卻後去表面浮油的澄清雞湯飲用，超市一般大的雞，約可集取日常食用飯約碗兩碗的湯汁。若用土雞去蒸，會多二至三倍的量，對於肺功能不足或腎氣衰竭、虛熱性體質，有很顯著的提升自癒力及組織修復的功效。

　　雞有強筋骨、活血脈的功效，又是對於感冒外邪殘留在身體所引發的頭痛、頸肩僵硬痠痛、全身筋骨痠痛、慢性疲勞症候群的最佳調理藥材。一天可以半隻雞的濃度，

建議三個月內喝掉十五隻雞所滴的雞湯精華，對於由呼吸系統進而影響到肌肉骨骼系統的改善效果超好，可減少吃止痛藥、復健的次數。我用中醫藥療法、針灸搭配雞湯，可加快痊癒目前遊走在復健科、疼痛科、骨科，長期依賴止痛藥的病患。

小朋友容易流汗，一流汗，沒立刻擦乾換衣服，則三天兩頭在感冒，是小兒科、耳鼻喉科的常客，也就是我在發燒章節中有提到的「壞病」，除了用桂枝湯加減來治療外，滴雞湯是一個令人驚豔的治療方法，7歲的小朋友一天約服用三分之一隻雞的精華，不超過三到五隻，父母們會很明顯看到小朋友體質變好，從此就少看醫生少吃藥了。這在我「根治」過敏兒、氣喘兒、咳嗽醫不好的小朋友不可少的「秘方」。

滴雞湯的蒸燉法

材料——

- 中型全雞（建議公土雞，少油膩），去除內臟，切成5、6塊。
- 入鍋前用刀背輕拍打過，雞塊可先將肉劃開較易滴

出雞汁。

使用「瓦斯爐」作法——

- 以瓦斯爐中火蒸燉 4 小時，注意需於鍋內隔水蒸，鍋內的水量勿燒乾。
- 取出裝盛雞汁碗置冷後，放入冰箱冷藏室，待表面雞油凝結成硬塊後，撈出另盛，可於炒菜時利用。

使用「電鍋」作法——

- 雞放入電鍋的內鍋後，用耐高溫保鮮膜緊封，再用棉繩綑綁緊；加蓋適中盤子以免蒸氣外洩。
- 外鍋倒入電鍋量米杯 3 杯的水。
- 內鍋需置蒸架上，防止水蒸氣進入內鍋。
- 待電鍋跳起，外鍋再放 3 杯水，連續 3 次，所需時間約 2 小時。
- 將雞肉撈起另置，湯汁精華處理一如瓦斯爐作法。

服用法——

- 每日一隻雞，雞汁分兩次或多次飲用皆可，溫熱飲用，可放少許鹽。
- 病人不需再食用雞肉。

「滴雞湯」瓦斯爐作法示意圖：

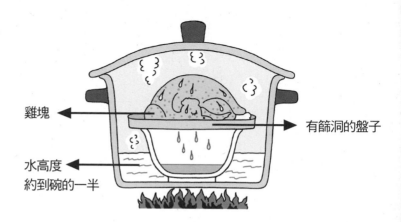

雞塊

有篩洞的盤子

水高度
約到碗的一半

第五章

頭痛

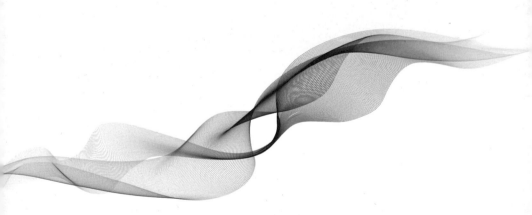

中西醫的頭痛觀

　　全台灣約有 150 萬名頭痛的患者，其中有 10 萬人天天在頭痛，每月至少發生一次頭痛的人，比例也高達 60%；女性比男性常犯，每 10 位就可能將近 2 位女性朋友有頭痛的困擾。引發頭痛的原因眾多，專家多數認爲與日俱增的頭痛人數，與現今生活壓力節節升高有關。

　　一般的理解是感冒時咳嗽、鼻塞、打噴嚏、流鼻水、喉嚨痛、發燒，有時也會頭痛，但感冒咳嗽、鼻塞、打噴嚏、流鼻水症狀好了後的頭痛，民眾一般不會將頭痛與感冒聯結在一起。然而從中醫的角度，頭痛與感冒是高度相關的，一開始就是因爲感冒沒徹底醫好，所以有些病人會因殘留了風邪而產生慢性頭痛的症狀，或是壓力大時，比較容易引發殘留風邪在頭部，因爲氣血更不通而頭痛。中醫學的這個論點指導著治療方向，只需將潛在沒醫好的感

冒醫好，就可以免除頭痛之苦，而使得中醫成為可以斷除病根真正的止疼專家。

不預期就犯的頭痛，不一定要請假，卻令人坐立難安無法好好工作，大家可能都有這個經驗，也很清楚買成藥即可「不痛」，但伴隨著長期、慢性服用頭痛藥，可能產生腸胃刺激出血及腎功能受損等副作用，限縮了看似方便、有效的西藥止疼藥使用。

頭痛最主要的成因是頭頸部的肌肉持續收縮，使局部組織的痛覺受器變得更為敏感，而在頭部產生壓迫、疼痛和沉重感。導致頭頸部肌肉持續收縮的原因有：

- 長時期的情緒起伏變動，如過度焦慮、擔憂、緊張的心情。
- 長時間工作、缺乏充分的休息及睡眠。
- 頭頸部及肩膀長時間維持不良姿勢，如經常伏案低頭的上班族。

現代醫學將頭痛分為 13 類，表面上看起來好像對頭痛很了解，治療很明確，其實不然，如果把頭痛分類，再簡化一點可大致上分為：血管性、神經性、肌肉性。其他頭痛大略的分類，可分為找不出原因的頭痛，稱為「原發

性頭痛」，對於找得到原因的頭痛稱爲「繼發性頭痛」。

中醫西醫看頭痛分類的差異很大，個人認爲，可以結合中西醫的診斷，以中醫療法爲主的方式，治療頭痛效果最好。很多病人常煩惱，總有些儀器檢查不出來的病症，實際上在中醫師看起來，就是跟感冒沒有好完全有直接的關係。中醫學認爲，初期感冒沒徹底治好，一旦讓病邪循著經絡入內，將會造成更大的病變與麻煩。

傷風感冒的「頭項強痛」

中醫理論認爲引起頭痛的原因很多，主要區分爲：

- 外感頭痛

  就是感冒相關所引起的，如風、寒、暑、濕、燥、火的六淫之邪入侵，導致頭部氣血運行受阻而痛。

- 內傷頭痛

  多半是一些慢性內科疾病久了，使人全身氣血不足；或酸性體質、肥胖而身體有多處被血管硬化，氣血阻住經絡，而導致的頭痛。

我先以《傷寒論》中談太陽病的第一條：「太陽之爲病，脈浮、頭項強痛而惡寒。」與讀者朋友談談中醫學對「太陽」

的概念。中醫認為人的體表，有一層密實的陽氣護衛著我們不受風寒侵擾，為什麼稱之為太陽？是表示這股陽氣是巨大厚實的，而這樣的陽氣又稱之為「衛氣」，捍衛人體的陽氣。

　　以經絡來說，跟感冒最息息相關的莫非是「太陽膀胱經」，太陽膀胱經是人體最長的一條經絡，起自於眼睛內的「睛明」穴，從臉上到頭、走頸後、沿背脊而下、經大腿後側，繞過腳踝直達小指指甲外側的「至陰」穴。

● 太陽膀胱經

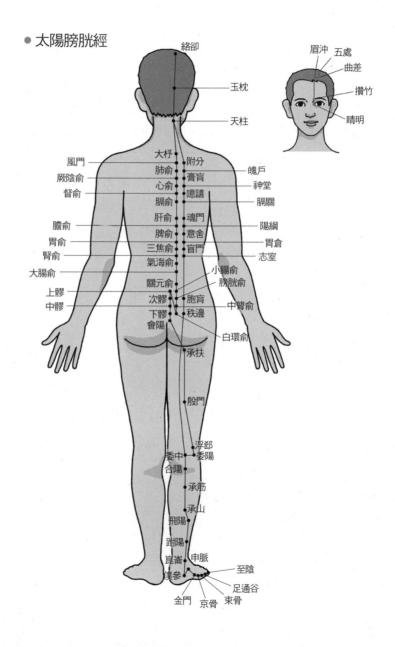

　　大家不妨回想一下，當風迎面吹來，感覺上還好，但若從後面吹來，不少人就本能的會縮起脖子，所以中醫管這種風叫做「賊風」。而循行路線位於背後的膀胱經，就好比是賊風的一道邊界，如果擋不住了，感冒就會乘虛而入。

　　太陽病的第一條，談到傷風感冒的症狀之一「頭項強痛」，指的是這種頭痛，是連帶影響著後脖子緊中帶僵的不舒服，有時還會延伸到肩膀。

　　如果在感冒看似好了過後，還是常有莫名其妙、說不出所以然的肩頸頭痛常困擾著你，一痛起來就得依賴止痛藥紓解，當事人或許覺得可能是來自於生活或是工作上的壓力，不以為意，但長期下來也不是辦法，這時我會建議找位你所信賴的中醫師看診，幫忙追蹤潛藏的病因。

見微知著的中醫學辨證

　　在中醫問診時，病人頭痛在哪個部位？哪個時辰？都是線索。如果頭痛的時候，病人選擇看中醫，中醫師會細細追問：「是哪種痛法？兩邊太陽穴痛嗎？是後腦勺痛還是前額痛？什麼時間最痛？」

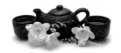

　　病人主訴兩邊痛，或偏頭痛，是痛在膽經上；後腦痛，是痛在膀胱經上；前額痛、眼眶痛，則是痛在胃經上；因為這些部位在哪條經絡上，病人弄不清楚，可是對中醫師來說，都是診斷的蛛絲馬跡線索。

　　有病人會苦惱睡到半夜，頭頂百會穴會巔頂痛，這則是肝經出了問題，因為肝經和督脈交會於巔頂的百會穴之處，發作時間常是在深夜的丑時。我們人體的經絡氣血運行，和十二時辰有著密不可分的互動。

　　這樣的診斷是根據「十二經納地支歌訣」的記載：肺寅大（大腸）卯胃辰宮，脾巳心午小（小腸）未中，申胱（膀胱）酉腎心包戌，亥焦（三焦）子膽丑肝通。

　　這論述主要是來自於針灸的經絡學說，依十二經絡分別有太陽、陽明、少陽、太陰、少陰與厥陰的頭痛。是照經絡循行的部位、頭痛發作的時間，來追查現出頭痛的背後可能的經絡及其致病的原因。在這麼細微及明確的理論

架構下，頭痛的診斷與治療，的確發展出超專業及細緻的複雜辨識。其中除了針灸依循經絡找出合適的穴道點外，也發展出不同的方劑來對症治療。

頭痛，急者用針，緩者用藥

中醫學治病，從頭痛的部位、時辰，來搭配經絡學說，能讓中醫師在開立處方用藥時，更面面俱到，由此可見中醫在對治頭痛，除了從病因、部位、時辰、搭配參酌到病人身上「有諸內必形於外」的種種狀況，往往是可以達到完善的治療策略，也因此使得中醫能治癒許多陳年頑固的頭痛，其實是有根有據、有脈絡可循的。

頭痛雖然是一個常見的症狀，但實際上會直接的影響到身體其他好幾個系統，頭痛會使皮質醇及醛固酮血中濃度升高等，使人體血液中鉀離子及鈉離子的代謝失衡而導致高血壓；皮質醇濃度的增加也會引起血糖升高，而引發極度疲勞的現象。頭痛也常引起噁心、嘔吐等消化系統的症狀，因此，頭痛表面上很容易用止痛藥蓋過不舒服，但我仍極力主張要朝著斷根來努力才對。

本書前面章節，詳列了許多中醫治療感冒的好方子，

其實也同樣是頭痛的好方子，大致上如果感冒依風寒、風熱分別不同有鼻、咽、喉、氣管的症狀，那就只要依循當時急、慢性發炎的鼻、咽、扁桃腺、咳嗽等的原則用藥，頭痛的症狀自然也就隨之而痊癒。

● 偏後腦部位的頭痛

太陽膀胱經上偏後腦部位的頭痛，我們採用「麻黃湯」或開立可以引導藥性到後腦部位、內有羌活的方子。

● 前額部位的頭痛

在陽明胃經上的頭痛，就用「葛根湯」或開立可以引導藥性到前額部位，內有白芷或葛根的方子。

● 頭頂部位的頭痛

厥陰肝經上的頭痛，會用「吳茱萸湯」或開立可以引導藥性到頭頂部位，內有藁本、吳茱萸的方子等等。

比較不同的是，沒有鼻、咽、扁桃腺、咳嗽等症狀的頭痛，有時愛犯就犯，有時又痛勢劇烈而無休止，到底可不可治？要治多久？一如古籍《奇效良方·頭痛》記載：「凡邪令人頭痛者，其邪一也，但有新久去留之分耳……深而遠者為頭風，其痛作止不常，癒後遇觸復發也。」我的答案與鼻病、咳嗽篇是一樣的：當然可以治！

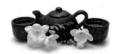

　　不管頭現在痛不痛，中醫的診斷視為「頭風」，以後可能是感冒，也可能是壓力等因素，一加進去，頭痛就再復發。因此既然有心看中醫求診，最少讓中醫師調治一個月，如果調治過程中，還再犯頭痛，那就最好調治三個月，比較有機會根治。

　　我很鼓勵病患在急性頭痛，快要裂掉，眼淚都快要痛得流出來的時候看中醫，一根針，有時候我真的只用一根針，頭痛就神奇的被我秒殺了。

　　我所謂的秒殺了，是不超過讀 1、2、3、4、5 的時間，非常多的機會，那種劇烈的頭痛針後迅速緩解到可以忍受的程度。我一般會要求病人在門診待一個小時的治療時間，有時病患在回家前，就痊癒了這種無法忍受的爆痛，這種奧妙的治療經驗，我稱為「像魔術一樣」的表演。在發燒篇那位頭爆痛的女大學生，就是一個很好的例子；另外如一位產後急性劇烈頭痛的 37 歲初產婦，產後因初

產情緒較焦慮，加上感染風寒引起兩側肩頸不可碰觸的劇烈疼痛，且頭因疼痛而無法稍做轉動，在門診時立刻針刺大陵、合谷治療；這位後產後急性持續 4 天劇烈頭痛的新手媽媽，即刻緩解至僅左側微有壓痛，一小時起針後，患者已可舒服的轉動頭部，當晚睡眠品質良好，隔日醒來已無不適。

● 大陵穴

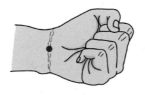

位在手腕橫紋內側，約在腕關節凹陷處。

● 合谷穴

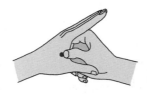

兩手的虎口交握，大拇指彎曲按下，指尖所指處即是合谷。

一位中年婦女，5 天前開始出現劇烈頭痛，接受多種西醫藥物治療後，血壓也因為疼痛的關係而呈現高血壓的

狀態，透過針刺風池穴一小時後，患者回家時已沒有頭痛，血壓也回復正常。可見急性頭痛，針刺是第一選擇，是比吃止痛藥還快的中醫療法。

● 風池穴

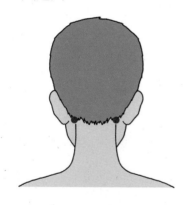

位於頭後枕骨下，兩條大筋外緣的窩窩中，約與耳垂齊平。

但如果頭痛是有時候痛、而且拖很久了的慢性頭痛，我建議依風寒、風熱、風濕辨證來用藥治療。頭痛可依「怕不怕冷」，「怕不怕風吹」先來做判斷：

● 遇到冷氣、吃冰、吹到冷風，就犯頭痛的話是屬於外感風寒。

● 病患不是太會流汗，而又身體痛、腰痛、全身筋骨痠痛、頸肩僵硬疼痛，短期間可以麻黃湯加上調理

該病患體質的藥。如腎系統較弱則搭配六味地黃
丸、龜鹿二仙膠；如果肺系統較弱則搭配麥味地黃
丸、生脈散；如果腸胃系統較弱則搭配麥門冬湯、
一貫煎等方劑。

● 病患除頭痛外，其他的身體疼痛，多局限於頸肩部
位的話，則可改爲較溫和可服用較長調理時間的葛
根湯。

● 如果體質是偏屬於會流汗的病人，處方宜改爲可長
時間服用的桂枝湯治療。其實桂枝湯、麻黃湯、葛
根湯三個方子算是同一系列的姊妹方。葛根湯就是
桂枝湯中，加入葛根與麻黃罷了，主要的理由在於
葛根這味藥能促進身體表面之血液循環，緩和身體
表面的緊縮，而改善頭痛的症狀。

臨床上若加上西醫觀念的診斷，會更有利精確用藥，
判斷上我會看一下鼻子或咽喉，如果表面黏膜顏色正常且
分泌潤濕良好，則用風寒殘留的頭痛方子效果很好。但如
果是鼻子或咽喉黏膜分泌潤濕度良好，顏色呈現充血、腫
脹，表示雖然仍是風寒頭痛，但由於過去風寒水飲並未被
排出，而停滯在鼻區，宜用「川芎茶調散」治療。

對治頭爆痛的「川芎茶調散」

　　方中以川芎爲君藥，川芎是非常重要而且出名的藥，大家知道它，因爲川芎是四物湯中的一味藥，然而其治療頭痛的功效更是值得大書特書，無論是風寒、風熱、風濕、血虛、血瘀所引發的頭痛，川芎都可以搭配上去，古籍亦明白記載有「頭痛不離川芎」之說。

頭痛不離川芎

　　現代藥理研究發現其所含之川芎嗪能抑制血管平滑肌收縮，增加冠脈血流量，改善心肌缺氧狀況及腸系膜微循環，增加腦及肢體血流量，降低外周血管阻力，可說明這味藥在頭痛、肢體疼痛爲何如此常用的可能機轉了。

　　雖然川芎茶調散以川芎爲君藥，但方中最大劑量的藥是薄荷，比川芎劑量多一倍，薄荷這味藥在前文已說明，

是上呼吸道非常重要的藥，銀翹散、鐵笛丸都有這味藥的影子，而這兩個方子也常和川芎茶調散搭配治療鼻子或咽喉黏膜分泌潤濕度開始變乾，顏色充血、腫脹更明顯的風熱頭痛。

　　羌活善治頭部的後側及頸椎等地方的頭痛；白芷善治眼睛的正上方及前額等地方的頭痛，這類頭痛常由於額竇或鼻竇有排出鼻涕不良或發炎所引起，尤其是鼻竇炎；細辛、荊芥、防風能疏散頭部風邪，薄荷配茶葉可以清利頭目，可見川芎茶調散這個方子，專門對頭痛可能的各個面向的影響都考慮到了，也難怪是對治頭爆痛的最佳武器。

　　病患常覺得不但頭痛好了，連眼睛也亮了起來，一般民眾自行服用此藥，感覺有時沒那麼有效的可能一是辨證不對，二是劑量不夠。我一般一個成人劑量一天會用到科學中藥粉 9 公克之多，川芎茶調散還有一個我常講的故事，就是這個方子就像它的名字，是用茶來調下去喝的，茶本身也是一味中藥，在此有強化止頭痛的效果，破除了一般人認為「吃中藥不可以喝茶」的錯誤觀念。

「九味羌活湯」排除濕熱的頭痛

另一個與川芎茶調散組成頗為接近的方子「九味羌活湯」，是運用在鼻子或咽喉黏膜分泌潤濕度尚可，顏色充血、腫脹已趨明顯的濕熱頭痛，不同於川芎茶調散，九味羌活湯加了蒼朮幫助排濕；加了黃芩、生地兩味瀉熱的藥，治火氣的能力加強了，治頭痛的力道稍弱一些。如果病患本身自癒力太弱，則上述這些含精油較豐富的發汗藥，可能用藥後，人會更虛，不利於頭痛的治療，此時可考慮「參蘇飲」。

參蘇飲方中用溫和的紫蘇葉解表散寒，加人參補氣強化自癒力，葛根、半夏、陳皮、茯苓健脾燥濕；枳殼、木香理氣也顧及到胃腸機能；桔梗、前胡加強宣肺化痰，基本上是一個溫和的調理藥，對治急性期的疼痛可與川芎茶調散解表扶正兩者兼顧。

與鼻病、咳嗽一樣，人體對抗風寒的過程，會產熱，呼吸道會充血，會腫脹，但當身體的對抗，無法短時間排出寒邪時，呼吸道轉變為慢性發炎，而成為風熱的反應。外感風熱引起的頭痛，常就是鼻塞流濁涕、眼睛癢揉到紅

腫、鼻竇、額竇慢性發炎合併口臭等的慢性病史。合宜的
處方有桑菊飲、銀翹散、清咽利膈湯、芎芷石膏湯；芎芷
石膏湯由川芎、白芷、石膏、菊花、羌活、藁本組成，
是系列方子中，治頭痛效果比較好的；又由於是身體慢性
對抗的結果，故中醫先賢研發出的「三聖散嚏法」，企圖
以內服芎芷石膏湯，外用加強鼻的反應，來快速驅邪的雙
管齊下，三聖散是由防風、藜蘆、瓜蒂三味藥磨粉，使用
時塗粉末於鼻腔加以刺激。

「外感頭痛」與「內傷頭痛」

　　外感頭痛，是由大自然氣候變化的風、寒、暑、濕、燥、火的六淫之邪入侵人體，導致頭部氣血運行受阻而痛；內傷頭痛，則是由個人情緒急遽的改變，而影響到正常氣血循環所造成。譬如說當一個人過度的歡喜過頭、怒氣沖天、憂思想不開、悲傷走不出來，或是鎮日惶惶恐驚不安，日久都會傷害到我們的五臟系統的運作機能。

　　中醫認為「頭乃諸陽之會」，是人體陽氣的匯聚之處，一旦五臟系統的運作失序，精、氣無法正常上佈於頭則產生頭痛。舉個簡單例子，就像讀書人準備考試太過用功引起腦部缺氧、低血糖的頭痛，就屬於「內傷頭痛」。

　　單純的六淫感冒所引發的「外感頭痛」，是容易治的，因為感冒急性期病程快、療程短，不論是用藥物或是針灸，有的時候都可以是「一劑知二劑已」，甚至遇到善針

的中醫師，一針就緩解，也不是什麼困難的事。但以我
看：

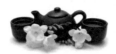

　　台灣六淫感冒沒有得到合適處理，而處在「感冒沒醫
好」的半健康狀態的人很多。這種沒醫好的感冒，慢慢變
成了慢性鼻炎、慢性鼻竇炎、慢性咽炎及慢性頭痛等症
狀，困擾著人們每天的作息。這將會造成越來越難區分是
單純的外感頭痛殘留下來的慢性頭痛，或是情緒、壓力所
引發內傷的慢性頭痛。

　　在台灣，大家從小到成年都在競爭壓力下的氛圍，每
一個人都有他的喜怒哀樂，當情緒壓力過大卻沒有得到調
解，常常會引發肝火或是心火，而使得原來殘存的外感的
頭痛更加重，這在當下的社會非常普遍見到。「外感頭痛」
與「內傷頭痛」已是蛋生雞、雞生蛋的複雜因果關係了。
因此中醫師在治療時，會把外感跟內傷的頭痛兩者一齊納
入考量，如果病人這頭痛比較久了，醫師會衡量在原來開

立偏攻「外感頭痛」方子中與「內傷頭痛」的背景，加入
提升情緒或壓力引起弱化自癒力的偏補藥味，從臨床治療
來看，攻、補兼施的治療成效是滿顯著的。

小續命湯，對治「內傷頭痛」的首選方

小續命湯是我個人推薦對治「內傷頭痛」的首選方，
方中有麻黃湯及桂枝湯的組成，因此也具有這兩個方子對
治風寒外感的特性。但因為病患正氣太虛，故再加人參補
氣、附子補陽，是很強烈的補強正氣的組合藥，另外防
風、川芎、杏仁等可以溫暖經絡使之暢通，防己、黃芩為
了怕前述藥太過補而用來清裡熱。

如果我們仔細看這個方子的原意，是「陰虛火旺，痰
隨火湧，故不省人事，血虛風中左體，為左不遂，氣虛風
中右體，為右不遂，風中筋脈則拘急，風中口而則喎
邪⋯⋯」竟然是治腦中風的方子？不用嚇一跳，沒錯。

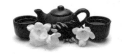

中醫認為頭為諸陽之會，過勞使人的精、氣無法上佈

於頭，輕者只是表現出「內傷頭痛」，而重者，就表現出阻塞型的腦中風，兩者之間的體質是一樣的，只是背景病情發展時間的長、短及表現出輕、重症狀的不同而已。

　　我醫過最年輕的腦中風病人，18 歲的年輕孩子，每天就是遊手好閒，熬夜打電動，通宵達旦，長期下來的某一天，凌晨 2 點在熬夜看電影的時候中風，來給我看的時候已過了針灸治療最黃金的前三個月，雖然復健三個月仍然無法站立。經我治療約一個月，可站久，可勉強走幾步，病患及家屬對這樣的進步，喜出望外，當然這只是一小步，後續的復健要走的路仍很長，這是極端的例子，主要在告誡大家不要輕忽「內傷頭痛」的病症。

　　「內傷頭痛」的中醫治療，教科書上沒寫用小續命湯，中醫師們也不見得都習慣如此處方，臨床多年，我個人認為兩者是相通的道理，因此喜歡用小續命湯治療「內傷頭痛」，一方面治癒病人的頭痛，一方面可預防這類病患持續往阻塞型腦中風的體質發展，一舉兩得，當然病患本身頭痛被醫好了，體質轉變了，但並不一定理解醫師在這其間所費的苦心。

加減方中的神來一筆

搭配「外感頭痛」原開立的方子中，考慮「內傷頭痛」背景的用藥，也有幾帖常用方，例如：

- 腸胃功能長期氣不足的病人，添加「四君子湯」、「補中益氣湯」。
- 頭痛外也容易頭暈、疲倦、心悸、多夢的陰血不足的病人，加「人參養榮湯」。
- 容易健忘、恐慌的髓海空虛者加「大補元煎」。
- 頭痛容易合併頭暈厲害，甚至於嘔吐者，加「天麻鉤藤飲」。

這些病況同時牽涉到高血壓、精神科、腸胃科、神經科的病患，中醫都能在治療感冒的同時靈活運用，不在此一一贅述。

就如每一張中醫處方上有君、臣、佐、使的設計，精確的對不同病人有一套不同的作戰策略，但又隨中醫師的人生歷練，看病的經驗不同，而鋪陳出不同的治療方案，中醫學博大精深，的確難學也不易通透，即便是治小小感冒，讀者朋友一路下來看下來，不難發現處方的審慎思

索、斟酌再三的考量，在我看來，每張中藥處方，皆如藝
術創作般的精雕細琢與完美。

頭痛根治了，
當然就不受止痛藥綑綁

　　無論是頭痛、腰痛、全身筋骨痠痛、頸肩僵硬的疼痛，都代表外感六淫之邪對肌肉骨骼系統的傷害，這是中醫獨到的診斷主張。這些不舒服的確困擾很多病人而去就醫，但看完診民眾拿藥單回去查，最納悶的事情，是治療頭痛、腰痛、全身筋骨痠痛、頸肩僵硬的疼痛，與呼吸系統的治療用藥內容，結果是接近的。

　　現代醫學用抗組織胺、止痛藥、鎮咳劑對抗的療法，表面上症狀被壓下來了、改善了，但卻增加了感冒沒完全醫好的慢性上呼吸道的病況，增加了感冒沒完全醫好的慢性下呼吸道的死亡率。2013 年衛生署公佈國人十大死因，肺炎竄升到第 4 名，而下呼吸道感染也名列前十大死因的名單中，過敏性鼻炎、氣喘亦年年增加，每位小兒科、耳鼻喉科、內科醫師都很努力，醫院、診所內也都很忙的人

滿爲患，越醫病人越多的結果是令人失望的。

對抗療法之外的選擇

　　肌肉骨骼系統的治療，現代醫學用止痛藥、鎮靜劑、肌肉鬆弛劑對抗的療法，成爲各大醫院、診所內神經內科、復健科、疼痛門診科最大宗的病人群，醫療的結果仍然無法令人感到滿意。我誠心的希望病患要充分運用中醫藥療法，至少與現代醫學各科的治療整合在一起，如此才能大量、快速的減少許多疾病問題。

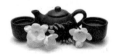

　　中醫認爲是大毛病，西醫認爲是小毛病的感冒，衍生出許多半健康狀態的病人群，其實頭痛、腰痛、頸肩僵硬、全身筋骨的疼痛，如果一直停在皮、脈、肉的影響深度也還好，只可惜，往往受頸部、腰部肌肉群緊繃，疼痛而限制了關節活動範圍，導致局部的筋腱沾黏，頸、腰部脊椎，因爲活動受限而發生骨質疏鬆、長骨刺，對中醫而言，那是病情的影響已深入到了筋、骨。

中醫對於病情深入到筋、骨的治療有一句順口溜可理解「傷筋動骨一百天」，意思是至少三個月以上的療程了。三個月以上的療程，不僅治療時間長，中醫治療的手段也更爲繁複，又是針、又是灸、又是藥草薰、吃中藥等。病患若再不用中醫治療，錯過了縮小影響筋、骨的範圍，或將筋、骨的深度帶向脈、肉淺處的黃金時機，病患在止痛藥、鎮靜劑、肌肉鬆弛劑治療一段時間後，終於被 X 光或超音波診斷出病因，轉給骨科醫師動手術。

骨科醫師的手術，當然是神奇的痊癒了神經壓迫到的手麻、椎間盤突出等症狀，用人工的方式，將海砂屋表面上裝修得宛如豪宅；但由於原來肌肉骨骼系統的病因，並未袪除，狹窄的呼吸道仍然用不正確的姿勢睡覺，每天都繼續影響，好不容易被推回來、走了位的椎間盤，於是三年或五年後，海砂屋的問題再度浮上檯面，那麼就再開第二次吧……於是變成骨科醫師的門診門庭若市。

我看到了小小感冒對肌肉骨骼系統、呼吸系統的步步影響，而讓病患往健康陷阱的深淵掉落，眞的是很於心不忍，也是寫這本書最重要的目的。畢竟我及我教的中醫師學生都僅有一雙手，時間、精力、體力有限，救不了那麼

多人，只好請病患多了解道理，才知道如何自己走遠離病痛的回頭路。

比止痛藥更快的慢性疼痛療法

中醫的診斷學主張：外感風邪是導致人生病最頻繁的外邪，而風吹的結果，人的體溫會下降，所以風常夾帶著寒邪傷人，人的體溫下降後，局部的循環流速變慢，帶不走原本正常、濕潤呼吸道的分泌物，使得局部濕度增加，若外感的致病原刺激了黏膜進而水腫，就變成中醫所謂的水飲，而這增加的濕度，就會造成與寒邪不同濕度的不同頭痛型態。

風寒的頭痛，痛比較劇烈，而風濕的頭痛，痛比較緩和，是綿綿不斷，且頭隨時都是濛濛的不清爽。風邪的角色比較像帶領衝刺的將軍，人體哪裡虛弱就從哪裡進攻；至於寒邪、濕邪是跟著風邪攻進去的群魔，隨到呼吸道由上而下發生咳嗽、氣喘，隨到頭、肩、腰、四肢由皮表而內筋、骨破壞，並表現出痛的反應。

前面幾章，我一再說明了由上呼吸道到下呼吸道的病理過程：

- 寒邪在鼻子引起打噴嚏或鼻塞。
- 濕邪在鼻子引起流清、黃鼻涕。
- 邪氣下到了氣管，寒邪引起咳嗽或氣喘，濕邪則引起清、黃的痰，然而外感傷人。

從中醫的五行解剖，來看由外到內或由淺到深的病理過程，是皮、脈、肉、筋、骨——

- 寒邪在表皮，引起雞皮疙瘩或發燒。
- 濕邪在表皮，則引起流汗。
- 邪氣深到了脈管，寒邪引起肢體麻木、頭怕風，濕邪則引起黏膜水腫、肢體浮腫。
- 邪氣再深入了肌肉，寒邪、濕邪皆引起不同型態的肌肉痠痛。

因此可以理解風寒的痛，可以是身體痛、腰痛、全身筋骨痠痛、頸肩僵硬疼痛，這在感冒發燒怕冷的急性期較容易發生。或許讀者朋友也曾有這種全身好像被打過、好像要散掉了的痛，此時用麻黃湯很快就改善了。濕邪的痛也如身體痛、腰痛、全身筋骨痠痛、頸肩僵硬的疼痛，只不過濕邪並不容易隨感冒症狀好了而消失。

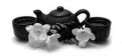

　　平常很多朋友常感到筋骨痠痛、頸肩僵硬疼痛，其實多屬於這類濕邪在感冒症狀好了，卻仍引起身體局部循環下降的肌肉缺氧痠痛；也因濕邪，引起了身體局部乳酸堆積的痠痛。

　　原來一個小小感冒沒好好治，的確會留下不定時長期的頭痛、怎麼都無法放輕鬆的脖子僵硬疼痛、骨關節不時的疼痛；原來這些痠痠痛痛的處理，吃止痛藥、復健都只緩解非常短暫的時間。

　　但中醫治感冒，會細考慮到呼吸道受外邪入侵影響的範圍、深度、程度，治療會從寒、濕不同的角度切入，靈活的用藥。中醫的針刺，不但是快到比止痛藥更快治急性疼痛的療法，中藥則是比止痛藥更快根治慢性疼痛的療法。

　　「羌活勝濕湯」是將風濕外邪隨汗而去的治方，方中以羌活、獨活為君藥，羌活的特性可以去人身上部的風

濕，而獨活能排人身下部的風濕，兩者相合，能散週身風濕，使得關節氣血流暢而不痛。以防風、藁本、川芎、蔓荊子祛風止痛，是現代人筋骨常痠痛、身體很重、疲倦、嗜睡、睡很久還睡不飽等濕的體質的一個好的對治方。

「荊防敗毒散」組成非常接近羌活勝濕湯，是用在濕氣較輕，病患本身自癒力尚可階段的用方，不同於羌活勝濕湯用祛濕為主的羌活、獨活為君藥，荊防敗毒散以散風解表的荊芥、防風為君藥，兩者是兩種排濕的手法，讀者朋友可以想像，當家中地板不小心潑灑了一地的水，至少有兩種方法可以處理，一是直接用抹布吸乾或擦乾這些水，另一種作法，就是用風扇吹，使之快乾的道理是一樣的。

不變的黃金法則：快走或是慢跑

上呼吸道的這些問題，或是慢性的頭痛，凡是已進入慢性狀態的疾病，最便宜而確保能夠改善的辦法，就是用快走或者是慢跑的方式，這實際上是非常有效率，能讓病人感受到明顯進步的便宜方法，我非常推薦。

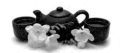

　　快走或是慢跑，可以增加身體的血液循環，從生理學來看，我們日常生活所需，微血管經常僅開放不到 **40%** 的使用率。一個人如果心跳維持在 **130** 下以上，持續 **30** 分鐘，全身的微細血管都會打開，這就像中醫師所講的「打通全身血路」一樣。

　　因此，如果可以透過快走或是慢跑，用肺深呼吸來交換氧氣，或是消耗乳酸堆積，血液循環才能改善，這也等同於中醫所謂的「氣足而血行」，對健康有一定的助益。

　　快走或是慢跑，對於沒有膝蓋受傷的人來講，實際上是最便宜、簡單能夠排掉身體堆積過度的乳酸，鬆解身體裡面壓力所導致的氧化廢料，提升我們自癒力的易行運動。對於不相信我的功課或不想做的病患，最常有的現象是看完診後，又再推門進來回頭問：「醫師呀，您說每天要快走或慢跑半小時，而且要快到會喘的程度，最好心跳超過每分鐘 130 下，而且最好每天持續最少 30 分鐘，那

我可不可以散步，然後走久一點？」

　　沒一會兒，又回來追問：「那我可不可以做瑜伽？」

　　對我而言，有一些○○ ××，因為，我是從生理學的角度，提供我經驗上最有效率的方法來調整身體！做不做端看多迫切要把慢性鼻、咽炎、咳嗽、氣喘醫好，毋需一再的跟醫師舌辯。我的知識裡，沒有一個比這個更便宜而有效的方法。有些不想照做的病人會提各種替代「方案」來討價還價：「那游泳可不可以？」

　　我的回答常常是：「游泳前脫穿衣服及熱身的時間，我要求快走或慢跑的功課就已經做完了。」

　　我並不反對游泳，但──

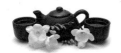

　　請儘量做完心跳超過每分鐘 **130** 下，且持續 **30** 分鐘的熱身運動！

　　用腳快走或慢跑的另一個用意，在訓練肺功能，台語有句話「打斷手骨更加勇」，意思是雖然這次手骨頭斷了，但好起來後，這裡的骨頭會更加的強壯有力；因此肺系統

弱了，就用快走或慢跑將肺活量練出來，也意涵著人體的自癒能力是可以鍛鍊出來的。

肺系統弱了，所以有感冒好不完全的人，一定要從肺系統練起來，加上中醫藥調理，我用此招數痊癒了太多的病人，而往往是那些被認為多年來已沒救、醫不好的過敏性鼻炎、氣喘及咳嗽的老病號。

中醫學認為「脾主四肢」，如果四肢有在運動，腸胃的消化吸收也容易強健，散步雖然談不上劇烈，不足以達到全身的血脈暢通，還是個有效率的健身作法。當然走的路程距離可量力而為慢慢增加，也許從 20 分鐘到一個小時，都是能夠解除我們身體乳酸堆積過多，或是壓力所導致的氧化物亦能排除得掉，這些都是最簡單的方法。老人家不見得一定要去爬山，或是一定要有空閒才到操場、公園什麼特定場合才能散步，其實只要飯後出門走個 20 分鐘，即便是在家附近，巷弄間溜達都是很不錯的。

人體下盤與先天腎氣、後天脾胃機能有很大關係，而久病後肺氣虛，藉著強化五行中肺之母（脾土生肺金）及子（肺金生腎水）的機能，可一舉治好弱化的肺系統疾病，

是中醫很有哲理的高明治病手法。若換成西醫角度，西醫醫師會告誡病人：「你有氣喘，不可以跑步，因爲冷空氣會刺激引發氣喘。」對我而言，那意味著宣告病人的氣喘「這輩子不會好」。

中醫透過「肺氣足不足」、「衛外之氣虛不虛」，及「脾土功能」等指標性的診斷，預測這位受外邪感染的病患，在用這些非常針對病症的藥後，是痊癒？還是轉爲慢性的病症？不了解中醫的人，以爲非常神奇，但對中醫師而言，這是每日診病例行的基本動作。

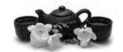

只要外邪殘留在身上不是太深的話，有些人是可能只要透過快走或者是慢跑的方式，喚醒本身的自癒力，就可以改善或是痊癒了他目前的慢性過敏狀態，或是慢性的長期咳嗽的問題。

如果已經感冒了，或已經在咳嗽中，就不適合在晚上去做這樣的運動，反而會容易受寒。或是說感冒剛好，盡量在白天時候去快走或慢跑，以避免會再一次感冒。理論

上，最理想的活動時間，在上午！

　　有些上班族病人會問：「感冒好了之後，在下班後快走或慢跑可以嗎？」當然可以，我也是很鼓勵，因為只要能夠讓呼吸道的血液循環改善，加上中醫的一些治療，成效倍增，而不會只能依靠醫師的開藥服用，感覺感冒的一些症狀時好時壞，好像留一個尾巴吊在那兒，就是沒有完全好透徹。年紀大的朋友，如果怕膝蓋關節退化容易受傷，那我的建議是由慢走先開始，散步走走都好，「飯後百步走，活到九十九」，這原是中醫滿講究養生的一部分，所謂的百步走，實際上少了一些，我會建議大概飯後應該有 20 分鐘的時間，走一走的效果驚人，前面章節提到的湧泉穴就在腳底，走路時也有直接刺激這個長壽保養穴道的功效。

　　太極拳對老人家也是很不錯的運動，跟快走慢跑最不同的地方，是年紀大的人為了怕膝蓋受傷，所以建議用散步的，可是散步多只運動兩條腿，還不足以讓全身的血脈暢通，如果搭配訓練呼吸的氣功，例如打太極拳，手腳之間的動作都比快走慢跑或是散步的動作，要來得更豐富，

各種姿勢的身形變化，更有利於身體整個機能活絡。所以無法快走或慢跑的人，除了散步之外，還需要搭配類似太極拳的氣功，才能足夠補強老人家的呼吸系統。

　　為什麼我這麼有把握的推廣快走或慢跑？因為中醫透過補肺、實表、健脾等治療原則，治癒太多進入反反覆覆慢性呼吸道發炎的朋友。由此可知，即使是急性感染，用正規療法之際，「虛」性體質的病患，一定要輔之以中醫，以強化自身的自癒系統；若已變成慢性發炎的階段，則更應宜以中醫強化自癒系統為主來治病。所以快走或慢跑又可以紓解壓力，減少因為壓力引發的內傷頭痛及氣喘，帶走身體的寒氣和濕氣，對自癒力與健康的好處多多。

氣足不足夠的自行判斷方法

- 舌頭周圍有齒痕的話，表示身體的氣血循環不足，是氣虛的重要指標。
- 上班或是就學的朋友，過了中午後，開始覺得身體疲倦，一定要小憩片刻；而且回到家後，需要先休息半個小時左右，才能夠接續做家事、做功課或是跟家人聊聊天的話，那就表示氣是不夠的。

- 大家一起去運動或是爬山，別人都沒怎麼樣，自己卻氣喘如牛，這些應該連自身都知道「自己的氣是比較短、比較不足夠」的現象。

- 有些工作上需要大量說話的朋友，像接線總機或是老師等，因為常常需要講話，連續幾小時下來聲音開始會變質，可能是分岔，更久一點甚至於聲音沙啞，這也都是氣不足的表現；所以當講一天話下來，發現自己上氣不接下氣，就要注意健康的保養了，因為這類體質的人，都是感冒容易找上門的人，都是感冒了就沒那麼容易痊癒的人。

醫師開立針劑或口服抗生素，合併點滴輸液在有細菌性感染的感冒，這絕對是最正確處置。但病人的身體呢？身體的自癒系統如果是上述這幾種「虛」的體質，現代醫學著墨較少，也沒有太多因應之道，我建議要立刻輔之以中醫調理，不能等到抗生素療程結束後，看看病患是否痊癒或逐漸轉為慢性發炎狀況再說，這樣一來，這群病人將會變成反覆感冒的門診常客。

第六章

經期間的感冒

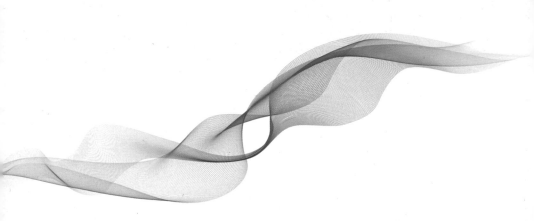

受波及的子宮與卵巢

經期間的感冒治療，中醫會與一般平常感冒的治療分開，這也是中醫在數千年前就發現的一個現象，為什麼呢？因為經期來的時候，是身體在排經血，女性會處在比較血虛的狀態，使得身體的抵抗力比較弱，容易受到風寒的侵襲，中醫有個特殊的名稱叫做「風冷之氣，客於胞中」。

風冷之氣，客於胞中

用白話來說，等於是月經期受到風寒，如果是比較淺的受風寒的話，會留在我們的體表，出現的症狀有：發熱、微惡風寒，伴有頭痛、疲倦、咳嗽、鼻塞、口乾與微渴。如果這個情況沒有改善，會變成是每個月經週期來的時候，都會表現出類似感冒的一些症狀。這樣的女性朋友

平常不一定會感冒，但是經期間當身體較弱時，就很容易出現感冒的症狀。

　　月經來時，不少女性朋友會感冒不舒服，大部分的人不一定會在意，如果這個時候去看西醫，當然還是就單純當作感冒來治，可是對中醫師來講，因為我們認為月經期間的感冒，並不是單純感冒的表象，而是之前某次在月經期間，因身體狀況比較弱時得到感冒，風冷留在體內一直都沒有去掉，而導致她每一次的經期來時，都處在好像感冒的現象中。這個風寒，若更嚴重的進一步去影響到胞中，胞中就是我們泛指的子宮跟卵巢，實際上這時比較容易產生出更嚴重的一些病證：

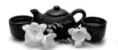

　　在感冒之外，可能會因局部的氣血循環不好，產生更嚴重的痛經，久了以後，寒氣也是導致比較容易長一些肌瘤或是卵巢腫瘤的病症；風冷之氣客於胞中，也是造成非常高比例月經不規則或不孕機率的一種感冒後遺症。

　　月經期的感冒侵犯較輕時，實際上一般經血及生殖系統所受到的影響是不大的，如果月經來時除了表現出有感冒的症狀外，月經血的質、色、量型態也會跟著改變時，則可能外感外邪已影響到生殖系統了：

- 如果是風寒的話，血塊會是大而且顏色比較暗沉、血塊會多。
- 如果是風熱的話，血塊會比較鮮紅，量會變大。風熱血塊比較不會那麼多，可是會比較容易痛。

　　不論是風寒或風熱造成的血塊增加，如果都不理睬，也不去調理好，則會更進一步的影響子宮、卵巢的氣血循環，而造成卵巢或子宮容易氣結、血瘀，甚至因此長一些腫瘤。

補血、袪風合併的治療策略

　　中醫在治療經期的感冒，會採取補血、驅風、散寒，合併在一起的治療策略，不會單獨只是針對感冒症狀而用藥。有越來越多的研究發現，月經期婦女的白血球是比較偏低的，抵抗力是比平常的日子裡面要弱一點。因為子宮內膜要崩解的時候，局部地方是比較容易感染發炎的，所

以在月經要來之前，身體有不少的巨噬細胞或是免疫細胞都會聚集在子宮內膜附近，避免子宮內膜剝落經血時，因為局部的傷口而受到外面細菌的感染。

當巨噬細胞或是免疫細胞都聚集在子宮內膜附近時，使得身體的確是處在白血球比較偏低，比較容易受到感冒侵擾的狀態，所以免疫力在這個階段是比較弱的，這與中醫在數千年前察覺的醫理——月經期間容易受風邪入侵，實際上是還滿一致的。因此，我強烈建議女性需重視月經所傳達出來的身體語言，這些身體語言代表一定程度，骨盆腔局部氣血的現況，如果發生有不同於以往的變化，就應請中醫師調理一兩個週期，尤其是不正常的月經一來就感冒的症狀，一定要把真正的病因給追溯出來，做徹底治療。

- 對於平日就怕冷陽虛的女性，若有過勞的體質，會考慮用小續命湯，搭配當歸、益母草，或真武湯搭配阿膠、女貞子，若僅是輕微感冒，會考慮人參敗毒散，若頭痛明顯，會考慮用川芎茶調散。
- 平日就嗜睡、頭濛濛不清爽的濕性體質，會考慮用羌活勝濕湯或荊防敗毒散。

- 平日就黃色白帶很多，外陰容易搔癢的濕熱體質，會考慮用白頭翁湯。這已是標準的酸性體質，是屬於中醫的毒火，月經來時的感冒也以風熱的外邪爲主，會考慮用銀翹散、鐵笛丸等。

  白頭翁湯的白頭翁、黃連、黃柏、秦皮四味藥都是清熱解毒的藥，涼血以後反而月經會比較順、量反而變多了。這種體質，無論經期或經後皆不可以用四物湯等含有當歸、熟地等補藥來補血，反而會使氣血更壅塞，助長卵巢或子宮長腫瘤。

- 濕性體質或濕熱體質在月經來時便秘的女性，也可考慮用「木香檳榔丸」調整體質。

我個人經驗，木香檳榔丸方中有木香、檳榔使骨盆腔氣血循行順暢，而且也可消除腸胃脹痛；大黃、芒硝、牽牛子都有通便，祛除熱實的功效；再加上青皮、陳皮、木香、香附、三稜、莪朮、枳殼等都有通氣血的功效；最後更配黃連，黃柏清熱去濕，爲骨盆腔有腫瘤很適合常用來調理體質搭配的方子。經期間的感冒不可怕，但不理它，很麻煩，所以奉勸女性朋友多重視，絕不是月經過後去中藥行抓幾帖四物湯補補，就能解決問題。

感冒恢復中的禁忌

治療感冒、鼻炎、發燒、咳嗽在中醫的治療學來講，是汗法，是把外邪從來的地方趕出去，所以會要求病人有些特定東西不能吃。

● **不飲、不食寒涼食物**

中醫主張外感風寒邪是導致人感冒最頻繁的外邪，人們覺得有一些怕冷，或背脊涼涼的，實際上就已經是感冒了，下降的體溫不利於召喚身體的正規軍來殲滅外邪，此時若再吃會降低人體溫的食物或飲料，當然是非常不智的，只會增加自己成為一個慢性發炎受害者的機會。

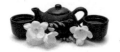

當感冒來的時候，或是已經在感冒中，對中醫師來講，病人就必須要有溫暖的環境和身體，才有利於調度自己的自癒力來戰勝外邪。

中醫的第一個、也是最重要的禁忌，就是吃冰的、生

冷的食物。冰的食物或飲料，可能比較容易理解，有些人比較敏感，實際上自己都知道，感冒時吃冰的飲料，立刻就背脊一涼，立刻就打噴嚏、咳嗽、流鼻水等感冒症狀全部都跑出來了。

　　原因是我們的口腔溫度一下降，鼻、咽黏膜細胞的水腫就更厲害，進到食道後，溫度下降的食道立刻刺激隔壁的鄰居支氣管收縮而引發咳嗽。所以感冒時隨時保持喝溫熱的水，有利於發汗降溫與鼻、咽黏膜細胞水腫的代謝及排出，這是治好感冒最重要的一件事。

　　中醫所謂生冷的食物，是泛指所有沒有煮過的東西，每每聽到這裡，有病人會很失望的反問：「不能吃生魚片哦？」但更勁爆的是，病人不能接受聽到「水果及生菜沙拉」都是生的，也不能吃時，疑惑到不行，訝異到連嘴巴都合不起來。病患常準備跟我爭辯：「水果不是有很多維他命 C 嗎？維他命 C 可以幫助治療感冒啊！不能吃水果，那不是和每天要五蔬果說的不一樣？那便秘怎麼辦？」請病患尊重中醫對中藥、水果屬性的了解，不會有營養、醫學等專家，比中醫師更熟悉這些食物五行的屬性！

　　一般來講，寒涼的食物，只要是沒有煮過的東西，對

中醫師來講，偏屬於寒涼，就如生菜沙拉、生魚片等等，更何況冰箱裡拿出來的水果、飲料、冰品；當這類食物直接進到腸胃道裡，實際上是非常不利於我們身體排汗的機制。很多民眾會主觀認為咳嗽一直都不好，是醫師的處方有問題，實際上是病人每天可能都不自覺的在食用不當的食物，如果不注意，或不願配合，噴嚏、咳嗽、流鼻水當然就不容易被治好。雖然我過去也秉持晚上不要吃水果的原則，因為上午的水果是金；中午到下午 3 點是銀；下午 3 點到 6 點是銅；6 點之後的則是鉛。不忍心絕對禁止，但在我訪談 103 歲老中醫姜通以後，就決定若要我的病人感冒好得完全、好得快。我會要求在感冒期間，面對生冷的食材、水果、生菜沙拉、生魚片等等這些，一定建議：「不要吃！」

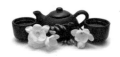

　　上午為什麼是吃水果的黃金時段？就中醫的觀點而言，白天為陽、夜晚為陰，早上為一天中陽氣上升的時候，身體的陽氣也跟著提升，陽氣在人體中代表一種動

力，不僅影響各個臟腑的運作，同時也代表身體新陳代謝的能力。

而在上午 **10** 點左右，是脾胃一天當中最旺盛的時候，在此時吃水果，較有利於身體的吸收。而中午過後，陰氣漸漸上升，陰氣屬於寒，而寒又主收引，此時再服用屬性為寒之水果，則易導致微循環變差，間接影響到臟腑的運化功能。

嚴重的會發生寒濕凝滯，導致身體生濕、生痰，因此對於已是「水飲、有痰、有濕」的呼吸道急、慢性發炎的病患，偏寒性的水果及生食，一天中的任何時間吃，都不利於呼吸道的恢復。

● 避免喝動物奶

中醫認為牛奶屬「性寒質滑」，容易生痰。

在《牛奶，謊言與內幕》這本書裡，開始面對真相的提出牛奶一些負面的看法。中醫很早就已分析了牛奶的屬性及提出合適的飲用時機：在古籍《別錄》中記載：「補虛羸，止渴下氣。」說明牛奶是偏寒的食材，是風熱病痊癒後補虛的藥材，所以在熱病的中醫重要古籍《溫病條辨》

中記載：「胃液乾燥，外感已淨者，牛乳飲主之。」《本草匯言》中記載：「膈中有冷痰積飲者，忌之。」

　　因此，風寒、風濕外感的人不可以喝，喝了反而生熱、生痰，正在風熱外感的人也不可以喝，喝了過早補，反而加深熱痰的發展。在《本草經疏》中記載：「脾濕作瀉者不得服。」是指平日容易拉肚子，腸胃不好的人也不宜飲用。簡單的說，感冒的任何型態、過程中只要還有感冒的打噴嚏、咳嗽、流鼻水等症狀，喝牛奶是不利感冒痊癒的。喝牛奶不利感冒痊癒的壞處，真的族繁不及備載，牛奶以外及其乳製品如奶粉、乳酪、奶油、奶精、奶茶、蛋糕等……在進入人體之後，容易累積成身體的濕氣排不出去，會加重身體酸化的體質。

● 減少甜食

　　除了飲料不加糖，米飯、麵這類含糖分的主食攝取，雖然已經煮熟了，建議比例上要下降，因為在中醫認為「甜容易生痰」。在中醫五行五味的分類，甜屬甘，而甘味入脾，有補脾的功效，但當食用過多偏甜的食物，則脾過補而失去了運化水濕的能力。

　　我們已知道風寒、熱外邪入侵，人體很容易因水的代

謝不良而轉為濕，水飲的病態，所以當外邪要用汗由皮膚或鼻驅逐出當下，真的不適合有補性質的澱粉類食物，來生濕、生痰。生痰，實質上還有兩種意義，一是咳嗽或是感冒的喉嚨有痰；另一是我們身體裡面因甜食累積而比較容易酸化，那是另外一種痰的解釋。

如果以感冒的痰來講，病人不要吃甜食，是因為容易導致痰變黏稠，或是比較不容易排除，或是加重原來酸化的體質，使外邪容易轉為風熱，使外邪容易深入下呼吸道，使外邪容易停留在肉、筋、骨，換個角度看待澱粉類、甜食等食物，可說是慢性發炎很好的培養皿。

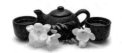

中醫所指的「痰」，不是大家以為狹義的感冒「咳嗽的痰」；是泛指身體在致病因素的影響下，原本流動、變動的體液，失去了正常的運行途徑和規律，逐步停蓄凝結而成為一種病證。頸部的淋巴結、後咽的淋巴結節、骨盆腔長腫瘤等，都是中醫所謂的「痰」。

在中醫古籍就提到了治療的方向，《景岳全書》稱：「痰即人之津液，無非水穀之所化。此痰也即化之物，而非不化之屬也。但化得其正，則形體強，營衛充，而痰涎本血氣，若化失其正，則臟腑病，津液敗，而血氣即成痰涎。」這段話告訴我們，只要作法對了，頸部的淋巴結、後咽的淋巴結節、骨盆腔長腫瘤等，不是治不了的病。

● **注意保暖**

不論是中西醫，都不免透過發汗的方法來解除感冒，會影響到發汗，第一個是冷的感覺、寒的環境；所以病人的保暖很重要。也許有些婦女朋友，有這樣的月經來時經驗，比如：

● 一感冒或洗頭，月經突然就沒有了。

● 一吃冰或吃止痛藥，月經突然就變很少。

這，就是身體的抗議語言！中醫主張「寒主收引」，冰冷的物質及環境，無論是感冒的風寒、洗頭或吃冰、吃止痛藥，或長期吹冷氣，皆直接與子宮或經血產生關聯，因而讓經血凝滯、或不產生了、或讓子宮頸緊縮不開，使經血排不出來，積在子宮或倒灌腹腔。現代醫學研究也證實，在寒冷環境工作的婦女，有比較高的痛經比例，證明

中醫「寒主收引」對子宮有影響的理論。

　　比如有人喜歡光著腳丫，在冷冷的地磚上走來走去，類似這樣的行爲，基本上在感冒這個節骨眼，應該避免。此外待在冷氣房裡，會使我們的毛細孔不太容易開合，所以調節體溫的能力會下降，容易將風寒鎖在體內而化熱，那麼病就更深，這也是讓感冒不容易好的原因之一，醫師之所以會使用發汗的手法治感冒，目的便是在恢復與調節毛細孔的本能。

免疫性疾病的形成

　　凡能抵制或摧毀入侵的病原體、或其他異物作用，即是人體的防禦作用，這包括了非專一性及專一性兩種，如本書於鼻病篇感冒所引起的呼吸道黏膜細胞發炎反應，就是屬於非專一性類的防禦。專一性防禦作用，就是入侵的病原體，引發淋巴球產生與其相對抗的種種反應，包括淋巴球釋出摧毀入侵者的各種化學物質，或藉淋巴球本身與入侵者結合而同歸於盡，統稱為免疫反應，就是所謂的專一性類防禦。

　　參與免疫反應的淋巴球，依其功能可分為兩種防禦方式，保護我們身體：

- 能很快生長、分裂，成為一群有免疫力的細胞，通常身體需要一週左右的時間，才足以對入侵者的蛋白質辨識完成，並產生抗體。然後就能不斷的產生

抗體，釋放至血液中，與特定抗原（病原體）結合，
摧毀抗原的 B 細胞，形成抗體免疫。

●利用各種不同 T 細胞表面的不同特定蛋白質（受體）
與抗原相結合，再利用水解將抗原摧毀，而形成不
產生抗體的細胞免疫。兩種防禦方式，保護我們身
體。

但是保護我們身體的警察及司法系統，也有失常的情
形：抗體與抗原作用，是高等動物體內特有的自我排斥失
序狀態。例如在組織內進行的過敏，就是一種抗原抗體反
應，B 細胞分泌抗體，並附著於皮下或黏膜等處細胞，當
第二次接觸時，即在短期內產生專一性較多的抗體，與抗
原結合反應。原目的在將抗原摧毀，但釋出組織胺等物
質，卻同時使自身正常細胞受損。

首先必須了解，當我們錯失在感冒剛開始引起非專一
性防禦的呼吸道黏膜細胞發炎反應時，短期間內無法逐外
邪出人體後，讓外邪破壞了防禦，導致再次感冒時，外邪
有機會直接攻擊扁桃腺，也就是直接攻擊保衛人體淋巴系
統的大門。根據免疫學的說法，扁桃體隱窩內部的細菌以
及病毒，進入體液後腺體內將會形成抗體，產生抗原與抗

體結合物，許多醫學專家從而認為：慢性扁桃體炎是一種自身的免疫反應。

小感冒的無所謂，需支付昂貴的代價

因為慢性發炎的同時，也持續對自身的組織細胞產生損害、產生惡性循環，人體會因多次小小感冒的無所謂，開始支付昂貴的代價。這個惡果，就直接導致了腎炎、心肌炎、風濕性關節炎等遠處或全身性疾病的相同機轉，成為一輩子惡夢的開始。真的不要小看感冒所引發的免疫反應，及其發展成自體免疫性疾病（Autoimmune disease）的後續影響力。

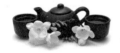

免疫系統被發炎激發產生的抗體，攻擊身體、細胞、染色體等幾乎無所不包，較耳熟能詳的有「乾燥性綜合症」、「紅斑性狼瘡」、「類風濕性關節炎」等，雖然截至目前為止，大多具體成因仍然不清楚，也懷疑是否這些疾病有一定的遺傳基礎，具有或缺少某些基因的人群相對容易

得到這些病。但我個人認為,就像慢性扁桃體炎,多次感冒沒好好處理殘留的慢性發炎,不是主謀,也至少是點火起頭破壞人體淋巴系統的主因。

以我是西醫婦產科專科醫師,也是看中醫婦科專門的中醫師,就特別會去注意其和婦女病的相關性,例如被激化產生的紅斑性狼瘡抗體,會穿過胎盤攻擊胎兒組織,而造成心臟等器官的病變,造成胎死腹中。作用機轉為「抗磷脂質抗體」在胎盤血管的內膜細胞抑制了 prostacyclin 的產生,而不影響 thromboxane A2 的製造,結果導致失衡,血管收縮,血小板凝集,形成血栓,堵塞胎盤,而大大地影響到胎盤功能,因此無法供給養分給胎兒,最後導致胎兒死亡、流產;或是攻擊胎盤,造成胎盤發炎,因此流產。

其他如卵巢早期衰竭,婦女不到 40 歲,卵巢就失去功能而停經,也可能是被激化的抗體,攻擊卵巢的結果。實際上,這並非單獨的特例。腮腺炎(又稱流行性腮腺炎、耳下腺炎)俗稱「豬頭皮」、「痄腮」,是指人類臉頰兩旁的唾腺受到腮腺炎病毒(paramyxoviridae)感染發

炎的疾病。症狀有唾液腺腫大、壓痛及發燒、喉嚨痛等類似感冒的症狀，有 20%-30% 成年男性會併發睪丸炎，可能導致不孕，這個病中醫稱爲大頭瘟，認爲是風熱外邪所引起。

　　腮腺炎中醫以普濟消毒飲治療，方中黃芩、黃連、馬勃、玄參、板藍根都是清解熱毒藥；薄荷、連翹、牛蒡子、殭蠶，用以疏散頭、面部的風熱；桔梗、甘草、升麻、柴胡，散風熱、緩和咽喉症狀並引諸藥上行，陳皮理氣疏壅，以散邪熱鬱結。整帖方子清疏並用，升降兼投，共成清熱解毒，疏風散邪之功。之前我們談到感冒沒治好，會影響肌肉骨骼系統及呼吸系統，但很多讀者朋友一定沒想到，也會對生殖系統產生嚴重的影響。

關鍵，在體質的認識

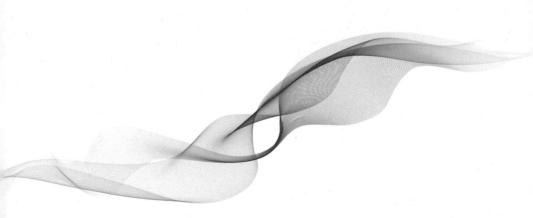

醫師、病人齊攜手，
根治這些感冒後遺症

　　曾有一位小朋友，因為每次感冒就引發氣喘住院，輾轉來求診，我給他取了個小名叫「十三少」，因為七歲不到，已有十三次住院紀錄，厚厚的一疊病歷，記載著父母及病童的辛苦。從我接手調理後，他偶爾不免還有小感冒，但至今快二十歲，未曾再因感冒而引發氣喘住院了。

　　許多過敏性鼻炎的小朋友被「根治」後，父母間口耳相傳，再介紹更多小朋友給我醫治的例子不勝枚舉，關鍵並非全在中藥，關鍵在對體質的認識，這是中醫獨有的特色！也因此，即便是與西醫師一樣，要求小朋友，要多運動，卻也發展出與西醫非常不同的衛教。

　　首先先不管過敏性鼻炎、氣喘或慢性咳嗽醫不好的小孩，是否有遺傳基因上的因素，中醫認為這些都是「感冒沒好完全，留在身上長期的印記」。中醫認為一開始，不

過只是一個風寒入侵，卻因為病人常在冷氣房，或喜歡冰品冷飲，將排汗的毛細孔緊縮閉塞，加重了人體內在對於感冒的反應，不論是是打噴嚏、發燒，都是體內加快對抗病原，代謝增加的反應，但當這些增加、上升的熱能，被寒氣閉塞的鼻及毛細孔鎖在體內，無法噴發出去時，一連串的打噴嚏也無法突圍的結果，變成鼻黏膜充血水腫、眼睛佈滿血絲、奇癢無比等火氣的過敏性鼻炎。

這鎖在體內無法噴發的火氣，像焚風般的吹向支氣管，多次感冒一再焚燒破壞排痰的纖毛及細胞，而轉為慢性咳嗽，甚至變成氣喘兒。簡而言之，過敏性鼻炎、氣喘或慢性咳嗽醫不好的小孩體質，就像一個高壓的燜燒鍋或急待爆發的火山，體內富含著高熱、高能量，也同時是一個腸胃功能效率極佳的體質，往往攝取食物後，能充分的轉化為自身的能量。

一開始幾次不起眼的風寒感冒，使得將少量食物轉化為自身能量的情形，加重了體內高壓鍋的熱能，或待爆發的火山能量，這種向內自焚的火氣，終究會找病童體質上的弱點去當爆發的出口。弱點在鼻，爆發出過敏性鼻炎，弱點在支氣管，則爆發出氣喘或慢性咳嗽，弱點若在皮

膚，則爆發出異位性皮膚炎；如果遲遲找不到噴發的出口，則變成一刻也坐不住，全身整天都充滿能量，到處亂跑的過動兒了。

　　病童的父母們現在終於知道，爲什麼高卡路里的食物如油炸、薯條、漢堡等要禁忌了，因爲這些小朋友的腸胃，與我們吃一樣食物時，比我們有更高效率的產能，再多吃這些高卡路里的食物，豈不是火上加油，加重病情；這樣的解釋，也終於讓父母能理解，我爲什麼叫父母不要一直追著小朋友餵食物；特別是爺爺奶奶們多寵愛孫兒，總擔心的自認爲：「小孩吃太少，長不好！」實際上，在我看，只吃一片吐司、兩口飯，就可以活蹦亂跳到晚上十一、二點，都還不想睡的小朋友，餵再多，實質上意義不大。因爲這些食物小朋友不會吸收，甚至於還累積更多身體排不出去的垃圾，加快病童體質的酸化。

病童體質是否酸化，兩個簡單辨識點

● 超級受蚊子青睞

　　被咬後超級癢，也常在身體上留下發炎反應厲害的痕跡，這是火山小噴發的現象。

● 唇色的辨識

小小年紀，唇色卻是鮮紅或桃紅，像極了年輕女孩塗的口紅，這是體內的熱能將嘴唇下循環的血管，煮到充血的現象。

當父母們認知到事態的嚴重時，遵守了我上述所說的中醫特有要求後，雖有些成效，但並未能解決像火球的體內能量持續在虛耗身體的各個系統。所以——

中醫的兩個對治方案

● 用中藥療法，揭開被寒氣閉塞的鼻及毛細孔

導引內蓄能量，給個最合乎人體反應的出口，這也是中醫擅長於治療感冒的高明之處。

● 落實運動，將內蓄能量消耗掉

這一招，是非常重要的一步！

我個人認為比食物的禁忌更重要，因為有足夠的能量消耗及出口，吃的東西，不必然成為傷害身體的火氣。中西醫師都要求小朋友要多運動，但由於中醫發現病童們富含著高能量，腸胃效率很有產能的特點，顯然不同於一般人，父母們有時會認為小朋友整天也沒停下來過。

運動量夠不夠的兩個指標判斷

● 餓不餓

如果小孩由原來含著一口飯，久久不吞下，就到處跑去玩，改變為不但一口接一口，而且還跑來飯桌，看還有什麼東西可以吃的狀況，表示體內蓄積能量已有出口，而且達到平衡。

● 幾點睡

如果沒有特別的家庭因素，小朋友由於天天都逐漸長大，所需睡眠時間遠超過大人的一天八小時，而且晚上幾乎十點都已「愛睏到不支倒地」。所以，如果體內蓄積能量已消耗殆盡，當然就會需要睡覺，來儲備明天醒來後要用的能量。

這判斷簡單吧？

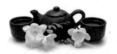

我再三強調要求「落實運動」的功課十分重要，是決定我能不能在三個月內「根治」過敏性鼻炎、氣喘或慢性

咳嗽的關鍵決定因素。

　　至於哪些運動比較有效率？我認為最簡單的，還是跑步，小朋友常喜歡玩追逐遊戲就很不錯；如果怕單調，小朋友不喜歡，那麼，就以會喘、能跑得滿頭大汗的運動為優先，每天持續激烈的運動三個小時，如果是游泳，則需要更長的運動時間，扣除休息、玩水不算，每天持續激烈的游四個小時，至少一個月後，可看到完全改變體質的另一個小孩。

　　現在讀者朋友知道，我為什麼會說：「過敏兒、氣喘兒、咳嗽醫不好，父母要負大部分的責任！」因為花太多心思在尋訪名醫或各種療法，卻忽略了最簡易、可行的「運動之道」，在親子齊努力的同時，健康與歡笑也同時發芽茁壯，一舉兩得多好！

　　西藥療法裡，沒有能回復、加強自癒力的藥物；又花太少時間，在我要求的運動功課上貫徹，是父母的求醫問診盲點。1-3 個月的努力，可改變小朋友一生的健康，請不用擔心花那麼多時間運動，怎麼有時間唸書啊？這我視為蠢問題，人的健康一生只有一回，會專心讀這一段的父

母，您的小朋友在過去 5-7 年間的感冒，已一再的錯失中醫藥療法介入即可痊癒的黃金時間點，一旦已發展成爲過敏性鼻炎、氣喘或慢性咳嗽時，事實已說明：您的小朋友已確定輸在起跑點了！

　　爲了小朋友未來「健康大業」打算，請一定要讓小朋友在某一個寒假或暑假，將已經一再被打敗的自癒力、已經輸掉的健康，重新扭轉回來。更何況，我看過敏兒、氣喘兒的體質，不但腸胃系統比一般人產能更有效率外，他們的小腦袋瓜也很聰慧、機靈，一旦身體調好了，當然專注力、記憶力也都更好，如此自然會有更好的成績表現。所以，與其帶著孩子穿梭診間，何不多到大自然山水間跑跑跳跳，大人小孩共享天倫，是多美好的一舉數得！

謹以本書

獻給我摯愛的父母

及

親愛的妻

和

我們的兒女

國家圖書館出版品預行編目(CIP)資料

感冒，應該看中醫 / 賴榮年作.-- 初版.--
臺北市：大塊文化，2013.09
面； 公分.--（care；27）
ISBN 978-986-213-453-5（平裝）

1.感冒 2.中醫治療學 3.中藥方劑學

413.341   102015458

CARE
Good Care ,
Good Living

CARE

Good Care ,
Good Living

CARE
Good Care ,
Good Living

CARE
Good Care ,
Good Living